要当中医上工必须具备三点

扎实的理论功底

丰富的临证经验

敏捷的思维反应

熊继柏 题

一名真正的名中医

——熊继柏中医真谛访谈录

熊继柏　著述

国家中医药管理局熊继柏名老中医工作室

熊继柏学术思想与临证经验研究小组　整理

中国中医药出版社

·北京·

图书在版编目（CIP）数据

一名真正的名中医：熊继柏中医真谛访谈录/熊继柏著述.
—北京：中国中医药出版社，2013.10（2021.6重印）
ISBN 978-7-5132-1627-2

Ⅰ.①—⋯　Ⅱ.①熊⋯　Ⅲ.①中医学—文集　Ⅳ.①R2-53

中国版本图书馆CIP数据核字（2013）第218676号

中 国 中 医 药 出 版 社 出 版
北京经济技术开发区科创十三街 31 号院二区 8 号楼
邮政编码　100176
传真　010 64405721
廊坊市祥丰印刷有限公司印刷
各地新华书店经销

＊

开本880×1230　1/32　印张8.5　字数167千字
2013年10月第1版　2021年6月第7次印刷
书号　ISBN 978-7-5132-1627-2

＊

定价　39.00元
网址　www.cptcm.com

熊继柏学术思想与临证经验研究小组
成员名单

组　长　何清湖

副组长　袁振仪　谭元生　刘观涛

成　员　（按姓氏笔画排序）

龙　玲　刘朝圣　刘观涛　刘玲燕

李　点　何清湖　罗成宇　姚欣艳

袁振仪　聂　娅　谢雪姣　谭元生

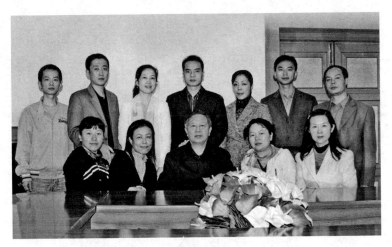

熊继柏学术思想与临证经验研究小组部分成员合影

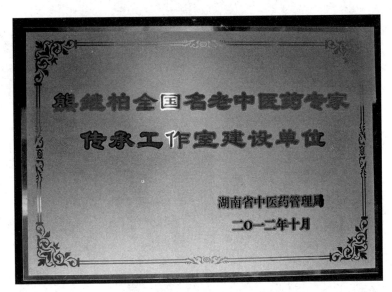

熊继柏全国名老中医药专家传承工作室牌匾

本书访谈人员

何清湖　湖南中医药大学副校长、教授、博士生导师

罗会斌　中国中医药出版社办公室主任

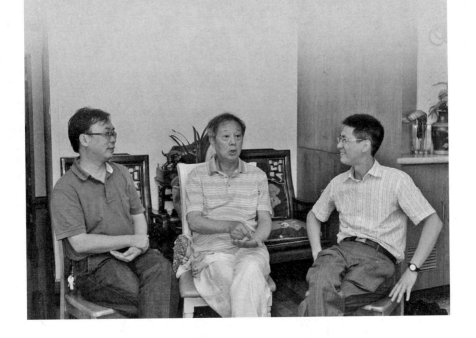

前　言

　　2007 年夏季，中国中医药出版社的罗会斌编辑和我先后九次对熊继柏教授进行了有关他对中医认识的专题访谈，经过五年多的诸多努力，尤其是熊教授本人的倾心付出，这次访谈的成果《熊继柏中医真谛访谈录》即将付梓，在此我想介绍一下这次访谈的背景、经过以及内容特色，相信对读者体会、领悟熊教授博大精深的中医内涵会有所帮助。

一、为什么要采取访谈的形式

　　采取访谈的形式，有两个前提。一是熊教授具有鲜明的中医学术特色。主要体现在：①中医理论功底扎实。熊教授通熟中医经典，很多经典如《黄帝内经》《伤寒论》《金匮要略》《温热论》《温病条辨》等，都能出口成诵，可以随问随答。②中医临证经验极其丰富。熊教授 13 岁开始习医，16 岁独立行医，迄今已服务中医临床 55 年，门诊人次逾 80 万，对中医内科、妇科、儿科及外科部分病种，都积累了丰富的临床经验，做到了理论与实践紧密联系。③熊教授的表达能力强，系统逻辑性强，分析问题条理清楚，引经据典可以随手拈来，并且准确无误。其次则是因为熊教授工作十分繁忙，门诊量超大，如果让其写作，时间和精力均有限。采取访谈形式，随问随答，录音后再组织熊继柏教授学术思想与临证经验研究小组成员整理，可以减轻熊教授的工作量。并可借此访谈机会，让全体研究小组成员——这些熊教授的学生随访听课，给予大家难得的现场听课的学习机会。

二、访谈录的定稿过程

这次专题访谈是在 2007 年夏天通过 9 次系列访谈完成的，每次访谈进行半天时间，有几次是在晚上进行。访谈结束后由熊继柏教授学术思想与临证经验研究小组成员对录音光碟进行整理成文。由于在初期整理时人手比较分散，以致出现了一些混乱和差误。熊教授要求质量第一，故录音整理稿被压放了四年。直至 2012 年，熊教授专门抽出时间亲自系统整理修改三次，并由谢雪姣博士和刘朝圣博士协助工作，方完成书稿。

三、访谈录的内容、目的和意义

本次访谈内容广泛，主要涉及：①谈中医的理论体系；

②谈中医的临证经验；③谈怎样学好中医；④谈怎样当好中医；⑤谈怎样教好中医；⑥谈怎样做学问；⑦谈怎样做人。目的在于谈中医的真谛，以便于老百姓了解中医，并教中医的学子们如何学好中医，中医的老师们如何教好中医，中医的医生们如何当好中医。

四、访谈录的特点

由于是现场采访，随问随答，虽然采访前拟定了采访提纲，但在现场采访时很多是即兴提问，因此整个访谈气氛活跃，内容广泛。概而言之，访谈录具备以下几个特点：

（1）语言实在。随机回答，实话实说，无任何修饰，讲的全是中医的大实话。

（2）通俗易懂。老百姓读得懂，读后会知道什么是中医。初学中医的人读得懂，读后会知道应该怎样学中医。高年资的中医教师和医师们可以从中学到许多理论与临证知识。

（3）内容丰富。既有理论知识，又有临证实践经验，理论与实践紧密联系。既有专业学术思考，也有工作生活体会，可以雅俗共赏。既谈如何做学问，还谈如何做人。

总之，我个人认为，熊继柏教授是湖湘当代名医群体中的杰出代表，也是全国当代名医群体中的佼佼者，他的学术水平代表了当代名老中医的学术高度。从2005年成立熊继柏教授学术思想与临证经验研究小组以来，先后出版了《一名真正的名中医——熊继柏临证医案实录1》《疑难病辨治回忆录——熊继柏临证医案实录2》和《从经典到临床——熊继柏《内经》与临证治验十三讲》三本熊教授专著，为喜爱熊教授的中医读者呈献了丰美的大餐。这本《访谈录》的出版，相信会给熊教授的忠实读者一份惊喜，也相信对于中医文化的传播、中医临床人才的培养会起到很大的作用。

何清湖

（湖南中医药大学副校长、教授、博士生导师）

2012年季春于湖南中医药大学

目　录

一、谈中医的入门之道

对谈人： 请您讲讲"中医的入门之道"。

熊老： 关于这个问题讲几点。

第一点，学中医要有古文化基础。

这话从我口中说出来，不了解我的人首先提问，你是什么文化？熊某人是高小文化，我为什么说这个话？因为我的履历表上填的学历都是高小。有人说你不能写小学，因为你带的都是些硕士生、博士生。现在广州中医药大学行文评我为博士

熊继柏教授

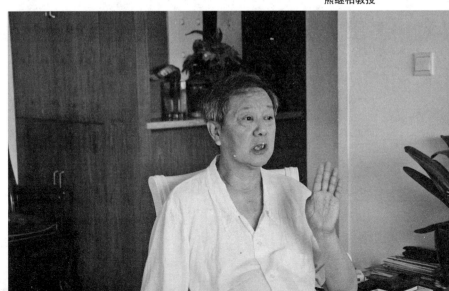

生导师，香港浸会大学聘我做荣誉教授，你是个小学生怎么行？咦？文凭与实际文化水平是否可以划等号呢？1983年我们湖南中医学院举行诗歌比赛，我写了一首诗，得了唯一的一等奖。因为我在"文化大革命"时受过打击，当过"牛鬼蛇神"，整整搞了我十年，当时的罪名是"反动技术权威"，所以这首诗是我有感而发。这首诗前四句的内容是："十年浩劫似渺茫，放眼古今枉断肠，毁誉穷通逐逝水，丹心铁骨傲冰霜。"这四句都是讲十年浩劫的，后四句是："终燃爇火照兰室，如坐春风仰岐黄，志在活人继绝学，夜阑犹自点青囊。"为什么讲"终燃爇火照兰室？"这有个故事，汉朝有刘向夫子，在禄阁点着藜火校书稿，这叫"藜火照禄阁"，而《黄帝内经》有《灵兰秘典》，皇室的图书馆称为兰室。今以我微小的爇火亮于兰室之中，故谓"爇火照兰室"。"如坐春风仰岐黄"，喻我们做学问的春天到来了，现在岐黄就代表医学，小一点讲是《黄帝内经》，其实是中医学的发源。"志在活人继绝学"，我的职责是什么，我们是为了活人，救活人命，中医学是绝学，独一无二的医学，在全世界独一无二，不单是在中国。"夜阑犹自点青囊"，深更半夜还在读医书，"青囊"是医书的代名词。这首诗第一是含藏典故的，第二是有平仄的，所以我们学校一些老先生，他们说你的诗和你的年龄不相称。这话是什么意思呢？就是不要把我当小学生看，如果真有人把我当小学文化看，那就错了。

由此说明一个问题，我们学中医是一定要古文基础好，如果没有古文化基础，你想学好中医是难上加难。我曾经提出来，学中医应该招文科生而不应该招理科生，要招古文化基础深厚的学生，一定要有古文基础。不然《内经》《伤寒论》《金匮要略》等中医经典怎么读得通？《内经》出自西汉以前，《伤寒论》《金匮要略》也是东汉的书。你读汉代的书，如果没有古文基础，怎么读得通。王冰说《黄帝内经》"文简意博，理奥趣深"，中国的古文多么地简练，古文里有时一个词要当一句话来理解，搞不明白就麻烦了。为什么我们讲《内经》最佳的境界是深入浅出呢？只有在搞通的基础上才能深入浅出，只有深入浅出大家才听得懂，对不对？比如："太虚寥廓，肇基化元，万物资始，五运终天，布气真灵，揔统坤元，九星悬朗，七曜周旋，曰阴曰阳，曰柔曰刚，幽显既位，寒暑弛张，生生化化，品物咸章。"这是《内经》的原文，你就这么念十遍，学生还是搞不懂呀！

所以这个文化功底特别重要，比如说"上古天真论"怎么解释？清代张志聪解释是："天真者，天一所生之真元也。"这是清代的解释，我们学生看着这话很不解，本来"天真"就没搞明白，还"天一所生之真元也"，你说学生怎么搞得明白？为什么学生碰到《内经》就头痛？为什么老师讲《内经》就困难？文化功底不到位，就读不了《内经》，更讲不了《内经》。

我随便举个例子，一个"精"字，中医笼统地讲阴精，但是《内经》的"精"是不是只讲阴精一个含义呢？不是，好多的含义！比如《素问·五脏别论》讲"五脏者，所以藏精气而不泻"，藏什么？藏精气，精气是什么？就是我们现在讲整个人体的阴精，都称为精气。这是讲阴精没错，讲精气也没错。《灵枢·本神》曰："是故五脏主藏精者也。"这个精也是阴精，也是精气，这个解释是没错的。但是精气、阴精严格地讲分为两个精，在人体一个是先天之精，一个是后天之精，那这两个精谁指先天，谁指后天？《灵枢·经脉》说："人始生，先成精，精成而脑髓生。"人的生命来源首先是精，这个精是什么？就是我们现在讲的先天之精。"两神相搏谓之精"，这是《灵枢·本神》的话，男女两神相互搏结所形成的是什么？是精！这个精然后就形成人的生命，这还是讲人的先天之精。那么有什么不是指先天之精的？如《素问·太阴阳明论》所说："脾脏者，常著胃土之精也。"脾是运化精气的，运化胃中的水谷精气，说得很清楚。"常著胃土之精"，这不就是后天之精吗？"饮入于胃，游溢精气"，这是《素问·经脉别论》的一句话，我们吃饮食停在胃以后，由脾来运化它的精气，这就是后天之精。先天之精与后天之精就严格区分开了，这就是我们讲的精气，有理解成人体整个精气阴精的，有指先天之精的，有指后天之精的。

也有不是讲阴精的，比如《灵枢·营卫生会》讲营卫正常就"昼精而夜瞑"，"昼精"，白昼用一个"精"字，晚上就用一个"瞑"字，"营卫之行不失其常"即营卫的运行如果正常，比如年轻人、壮年人，营卫运行没有失去常规，换句话讲营卫运行很正常，于是乎"昼精而夜瞑"。这个"精"如果当阴精理解的话会讲不通，白天有阴精就有精气，晚上就睡觉，这个话不通。这里的"精"是精爽，也就是清爽，是指白天精神清爽，晚上就睡得很好。老年人营卫之道已失其常，营卫运行发生紊乱，不正常了，于是乎"昼不精而夜不瞑"，白天精神不好，一天就像个落脑袋的苍蝇，一点精神都没有，晚上偏偏又睡不好，这是什么原因呢？往往就是因为营卫失常而引起。你看这个"昼精而夜瞑"的"精"如果当阴精来理解，就大错特错了，应是"清爽"。又有"阳气者精则养神，"《素问·生气通天论》中这句话里面的"精"字仍然是"清爽"的意思。

《灵枢·大惑论》又有一条原文"五脏六腑之精气，皆上注于目而为之精"，这个"精"怎么理解？五脏六腑的精气上注到眼目以后，眼目便产生精。这里的"精"指的是什么东西？张景岳有明确的解释——"神气精光"，所以我们人的眼睛都有神。为什么有神？是五脏六腑的精气充沛。我们有时候说年轻人眉来眼去，"去"的是什么，是眼睛内闪烁出的精光。这就是神，人的眼睛要有神。神从哪里来呢？神来源于五脏六脏的精气。人的五脏六腑的精气旺盛，于是乎你的神气就足。为什么中医望诊要望眼睛呢？人快要死了，眼睛就没一点神了，没有一点光了。西医只看瞳孔，瞳孔散大，瞳孔缩小，其实眼睛里没有光了是最重要的。眼睛目光呆滞了，呈灰色的了，一点反应都没有，那就是要死了。这是从"精"字讲。当然还可以举很多其他的例子，我这里只是举了其中一个字的例子，像这样的字、词还有很多很多。我们读中医古籍有一个根本的前提，那就是必须要有文化基础。除了古文基础以外，你还要有一些其他知识。

比如就《黄帝内经》而言，张景岳给《黄帝内经》作了总结，是"上极天文，下穷地纪，中悉人事"，天文、地理、人事，包罗很多，上而天文学，下而地理物候知识，中而人的生理病理，这个包罗该有多广。所以《黄帝内经》包含十大学说，其中还有运气学说。运气学说不仅讲天文气象，而且讲地理物候。比如今年是丁亥年，按照运气学说推衍，今年的气候规律变化是推迟的，它的气候总是来得慢一点。我前面说过，今年的热不在夏天，而在秋老虎。因为气候是往后推的，这就是物候。《黄帝内经》还有历法，《素问·六节脏象论》就讲历法。有时它还讲点军事术语，如"无刺熇熇之热，无刺漉漉之汗，无刺浑浑之脉……避其锐气"，兵法上的话它也搬来了。

更重要的一点是，无论是《黄帝内经》，还是张仲景的《伤寒论》《金匮要略》，乃至于后世各家的学说，特别是温病学派的学说，都注重一个辨证。这个辨证学、辨证思维方法从哪里来？从哲学来的。《黄帝内经》实际上就是一本哲学书。我们讲《黄帝内经》是一本中医学书，没错，肯定是一本中医学的书，因为中医学的理论出自《内经》。但是它又是一本哲学书。哲学家，学哲学的，去读《黄帝内经》，它就是一本哲学书。任应秋老师带过一个学生，叫刘长林，就是搞哲学的，他原本不懂中医，可他写了一本《内经的哲学和中医学的方法》。任应秋老师给写的序，任老说："在我的师友中，刘长林同志可是我三十年来所见到的第一人。"这一下把名气就搞大了，全国都买他的书，我们《内经》界基本上都有他的书。他不讲别的，他就讲哲学，就讲思维方法，就讲辨证，其实就是一分为二的辩证法，也就是中医阴阳学说的核心理论，"阴阳者，一分为二也"，就是把一个事物从两个不同的方面去看，这就是哲学。《黄帝内经》自始至终是讲哲学的。为什么我们讲阴阳五行学说是《内经》的理论核心，是我们中医学的理论核心？其实就是一个辩证法，一个系统论。我早已讲过，阴阳是辩证法，五行是系统论。《内经》用辩证法、系统论来分析人的生理、病理，分析人与自然的关系，判断疾病的发生，指导我们的治疗，都是要凭思维方法的。你没有这个思维方法，你就不可能当一个真正的中医。你要当一个中医理论家，那就更要懂得这个思维方法。这就是我要讲的第一点，要有古文化基础。

第二点，中医从什么书读起。

讲讲中医从什么书读起，这个问题是值得探讨的。有人曾采访过我，问我是什么派的。我说我既是学徒派，又是学院派。我为什么这么讲呢？我是学徒派，谁都知道，现在有句笑话，叫"地球人都知道"，因为我讲真话，从不隐讳我的出身，讲假话我不会的。问我是什么文化水平，我说我就是学徒出身。十三岁当学徒，当到十六岁当医生。当学徒的时候，什么事我都干过，给老师提尿壶，那是常事；打洗脸水、倒洗脚水，那也是常事；在药铺里下梭板，打扫卫生，扫厕所，这些事我都搞。这个学徒派读书和我们现在科班派读书有区别。这就是我要讲的核心，这个问题值得探讨。

我记得二十年前，我校的彭坚教授讲过一句话，他说："我们湖南中医应该研究熊继柏现象。"他说应该研究一下我的现象。他说你为什么会讲课，为什么会看病，为什么会写书，他说我们值得研究一下这个现象。确实是学徒出身，我倒不在乎什么研究我的现象，也没有谁研究过我的现象。但是我琢磨，因为我在农村公社卫生院工作了20多年，我对农村的情况特别了解，我在城市又当了30多年医生，我对城市医疗也很了解，但更重要的是我在高等学府教了30多年书，退休后几乎跑遍全国，全国许多大的中医院校我都去过，如北京、上海、广州、香港等，给全国的名医班讲课，所以我对上面的情况很了解，我对基层的情况很了解，像我这样的人确实不多，所以我就琢磨中医的教育问题，我在考虑这个问题。我不讲规律，我就讲讲我是怎么读书的。

第一本书——《雷公炮炙四大药性赋》，我四个早上把它背完，一个早晨背一个药性，寒、热、温、平，就四个早上背完了，白天我就玩，没事干。

背完了接着就是《药性歌括四百味》，当时背了，但现在我不一定还记得。四大药性赋我还能背，要我写我还能写下来。《药性歌括四百味》我就写不下来了，连接不起来了。这就是第二本书。

第三本书——《医学三字经》。要说明的是，我读的书都是抄来的，不是原版的。第一，没有书买；第二，买不起。都是抄师傅的，抄了有错别字，师傅给你改正，改过来后再教一遍，让你去读，就这样的。《四大药性赋》师傅没讲，《药性歌括四百味》也没讲，《医学三字经》讲了，讲得似懂非懂。"医之始，本岐黄"，岐伯和黄帝，就这么讲，那时我哪知道岐伯、黄帝是谁啊？"灵枢作，素问详"，灵枢是什么，素问又是什么，那时全不知道。"难经出，更洋洋"，"难经"是什么不知道，现在知道了。那时《医学三字经》全背。现在如果谁要我抄，我可以一个晚上给抄出来，不仅不要书本，而且绝对没错。这是第三本书。

第四本书是《脉诀》，包括《王叔和脉诀》和《濒湖脉诀》两本脉诀，这就是我们现在讲的诊断学。这是第四本书。

第五本书是《医宗金鉴·四诊心法要诀》，讲的是诊断学。

现在总结归类就是中药学、三字经、诊断学。

之后开始学方剂。首先是《局方》。《汤头歌诀》读完了，读陈修园的《时方歌括》，这两本书的方剂歌括我全能背，比如藿香正气汤："和解藿香正气汤，苏叶白芷共藿香，陈半茯苓大腹草，厚朴桔梗引枣姜。"这是《金鉴》的。"藿香正气白芷苏，甘桔陈苓术朴俱，夏曲腹皮加姜枣，感伤岚障并能驱。"这是《时方歌括》的。这两本方剂书我都能背。

读完方剂后开始读内科学的书。内科第一本书是陈修园的《时方妙用》。"中风……风者，主外来之邪风而言也。中者，如矢石之中于人也。"像这样的话都要背，这就是接触内科学。

接触内科学以后，老师就开始跳跃式地教我了，这是我的第一个老师，胡岱峰老师，他是清朝秀才，古文功底好得不得了，他的古文真是学究式的。他说我能读书，不能跟大家一起读，要开小灶，因为我们那时候是一个班。让我开小灶就是学习《伤寒论》，读的是《伤寒论新注》。开始是读原文，老师的标准就是背。背的同时也讲，比如给我讲猪肤汤，我问过一个问题，我问老师：猪肤是不是就是猪皮，老师回答说是，我说:"那是不是随便哪里的皮都可以?""哎呀,你怎么问这样的问题呢?"老师说:"你怎么问这样的话,你问得出奇呀。"他感到奇怪。又比如"五苓散,白饮和服",我问"白饮"是什么,老师说:"白饮就是米汤啊。"就问这些东西,都是当时读书的灵感,所以永远都记得。就这样《伤寒论》我背下来了,背下来后就觉得这书读得差不多了,这样的书都能背下来,而且是搞不懂的书。我为什么现在始终念念不忘我这个老师,就是因为我这个老师引我入正门。如果没有这样的老师,我对经典不可能读得这么好。

《伤寒论》读完了,接着就是《金匮要略》,又是要求背。我一年内把这两本书背完,半年背一本,其中《金匮要略》好背,就是《伤寒论》不好背,尤其是太阳篇,把人背得晕头转向。这两本书读完后,赶上 1958 开始"大跃进",我就当医生去了。

我当时就读了这么多书开始去当医生。那时刚开始当医生看不好病,当然也可能偶尔看好一两个,但总是不满意。人家老医生看了几十年,病人天天找他看,因为看得好啊。我就问那个老医生:"你怎么看得好病,我怎么就看不好呢?"我问他读些什么书,是不是书比我读得多些。他问我都读些什么书,我说读了《伤寒论》《金匮要略》,他说:"谁读那样的书啊,那书有什么用,那书没用。那书是讲理论的,不是看病的。"我说:"你怎么知道啰?"他说:"我们都不读,你看我们哪个读,一个都不读。"这就是说当地的医生没一个读过《伤寒论》和《金匮要略》,但他们就能看得好病。于是我就问他读些什么书,他告诉我只读过《医宗金鉴》。我又问他《医宗金鉴》怎么读，他说就读《杂病心法要诀》。好，我就找到《医宗金鉴》，把它借来。我一看，《杂病心法要诀》基本出自《金匮》，但它在《金匮》方基础上加了一些时方，就成了一些常用方了。

另外一位医生又告诉我，《医宗金鉴》里面值钱的是它的妇科学和幼科学。我在读《医宗金鉴》时又发现一个问题，《伤寒心法要诀》把庞大复杂的《伤寒论》原文精化精简了。于是我把《伤寒心法要诀》认真读了，比内科《杂病心法要诀》读得要熟得多。这样，我就花力气读了《伤寒心法要诀》《妇科心法要诀》和《幼科心法要诀》。所以我的学生都知道，我经常用《伤寒》方、《金匮》方，用得很熟，妇科、儿科基本上用《医宗金鉴》的方，这是自学的。

读完了这些书我才真正开始当医生。在农村当医生，你要应付各方面的病人，尤其是当你出名以后，比如我那时每天要看将近一百个病人。那时候很多怪病就开始遇到了，师傅不在身边，我没处去请教，农村那些老医生我跟他们讲《伤寒论》和《金匮》他们不懂，所以我只能自己解决。我看病没人带，都是自己闯出来的，所以我的经验都是实践中反复摸爬滚打出来的。跟我上门诊的这些学生得到我的经验好像很容易，其实我是吃过大苦的，所以我现在用起来，学生们一下就学到了，好像非常简单，其实我是经过几十年磨炼得来的，其中既有正面的，更有反面的，它是不断地升华、总结出来的东西，它不光是书本上的东西。对于一个方，我怎么加，怎么减，已经形成了一个规律。某个病一来，我立刻能想到用什么方，这些经验都是我几十年积累的东西。病人一来诊察之后，我的方就出来了，为什么这么快呢？因为我搞了几十年啊，我看了几十万人了。

在这个实践过程中我又读了一些书，比如《傅青主女科》，我读得很熟，《傅青主女科》里面的方我经常用，当然是有选择地用。治妇科病我基本上就是用《医宗金鉴·妇科心法要诀》和《傅青主女科》的方，治儿科病我基本上就用《医宗金鉴·幼科心法要诀》的方。曾经有一本幼科专著叫《幼科铁镜》，我读过，我个人觉得不怎么样。还有一本书是陈自明的《妇人大全良方》，这本书过于复杂，把妇科复杂化了。我经常说我们中医本来就够复杂的了，我们现在有不少的中医，甚至于号称中医学家，他把中医学人为地复杂化。难道还嫌它复杂不够吗？把它人为地搞复杂了，我们的后人还怎么来学啊！一看到就怕它，一看到就往后退缩，进一步退三步，他还怎么学？这人为的复杂给后人带来的弊病，只能给中医学术带来摧残作用。

我的第一位老师教我通读了《伤寒论》和《金匮要略》。到 1961 年，我又拜第二位老师了，他是陈文和老师，日本东京大学医学院毕业的，他是国内学中医，然后到日本去深造。陈老师发现我读书读得好，但有明显的缺陷，第一，没学过温病学；第二，没读《内经》。温病学和《内经》讲些什么东西，我确实都不知道。我后来见到我第一位老师胡老师时，我就问他为什么不教我读《内经》？他说："你那么小，读什么《内经》，那是你读的啊？到时候你自然可以读。"我问他要到什么时候？"当几年医生以后，到 20 多岁 30 岁时再读吧"，这是胡老师跟我讲的，他叫我到二三十岁再读《内经》。

在陈老师那里，他就教我读《内经知要》，其实我原来真正的《内经》功底就是《内经知要》，温病功底就是《温病条辨》。《温病条辨》拿到手以后，我的感觉就不一样，这都是我原先不知道的。所以我就在《温病条辨》上下了功夫。我对《温病条辨》是读得很熟的。我们学校的温病教研室主任谢凤英教授，她的温病学水平是很不错的，一次偶然的机会她发现了我对温病也很熟，她说："你怎么《温病条辨》那么熟啊？"我开玩笑说："难道就只允许你一个人熟啊！"

现在我就可以告诉大家了，我治病用的方来自哪些地方。开始不是讲了两本方剂学吗，这是基础，然后是《伤寒》方，《金匮》方，《医宗金鉴》方，程钟龄的方，傅青主的方，然后就是温病方，就这么多方，就来自这些地方。当然，以后还有一些杂家的方，比如张景岳的方，喻嘉言的方，李中梓的方，还有《审视瑶函》的方，那是个别现象，包括《医宗金鉴·外科心法要诀》的方，那都是个别的方，不是全面的，上面讲到的那些方才是全面的方。

跟陈老师重点就读了《温病条辨》和《内经知要》，陈老师告诉我一个重要的道理：要想当一个好医生，必须大量读方剂。他有个手抄本，有 2000 多首方，当时他要我抄下来，我那时因为记性好得很，全记得，就没抄。那时又没有复印机，否则的话就复印下来了，真可惜啊！

自从跟陈老师学了温病学后，回去当医生就大不一样了。当时我们那里乙脑、流脑流行，我治好几个危重病例，在石门县西北地区的医名就打开了，所以我出名是在1963年以后，是因为治乙脑、流脑。

上面所谈的就是学徒读书。分析学徒读书的特点是：第一，读的是原著，没有水分，至少没有现在的书这么多水分。我不是读的现在的书，我读的是原著，这是第一。现在的教材里面有很多是人为的错误，人为的复杂。第二，我读中医书，并且读得比较熟。恐怕大部分人虽然读是读过，但没有读得这么深，读得这么熟，尤其是现在科班出身的，尽管对某一门很熟，比如讲《金匮》的对《金匮》很熟，讲《伤寒》的对《伤寒》熟，但是讲《金匮》的不熟悉《伤寒》，讲《伤寒》的不熟悉《金匮》，他还不一定做到了纯熟，因为他没有背书本，仅仅局限于教材的一点点，教材以外的不注意去读。当然全部中医学徒都像我熊某人一样读书是不可能的。第一，不可能人人都有很好的记忆力，有很好的悟性；第二，即使有这个记忆力，下不了这个决心，不能像我这样不要命地去读书，去搞临床实践。因为我有一个环境所迫，没有饭吃，没有衣服穿。我学医时吃什么？吃红薯。我睡什么？一床棉絮，既没有被套，也没有床单。那个时候都是两个同学一起睡，一个出盖被，一个出垫被，但是谁都不愿意和我睡，为什么呢？因为我一没盖的，二没垫的，一床破棉絮，并且还有几个洞，我就一床棉絮一裹，就是这么睡觉，哪像现在的年青人生活这么幸福。我当时就是在这样的环境下读书。

后来当医生的时候我连煤油灯都点不起，经常在月光下看书。所以我经常讲，一个人要成功，要两点，第一，要聪明；第二，要勤奋。用我们的土话讲就是发狠，不要命地去干。你说现在的聪明人多不多？像现在的硕士、博士，哪一个不聪明啊？但是你能下这个狠功夫吗？这一点很难。

有人问我："您到底读了多少书啊？"我给大家交个底，其实并没有读很多书，只是我读得比较熟，读得比较细，理论功底比较扎实，临床经验比较老到，这也从一个侧面反映了一个中医学徒学医的特点。

在这里我还要提到一点，过去我们的中医老师有门户之见，有派别。比如我的两位老师，第一位老师是典型的温热派，他熟读《伤寒论》和《金匮要略》，也很熟悉《内经》，但他不懂温病；而我的第二位老师是清凉派，他恰恰注重温病。因此，现在回头反思他们的临床功夫，我第二位老师治疗常见病擅长，第一位老师治疗怪病功夫厉害。我很幸运恰好得到了这两位老师的指点，如果我只跟了第一位老师而没有跟第二位老师，那我的临床水平肯定没有现在高。这就是学徒的偏颇，所以我说学医者的老师绝不能糊涂。

另外，我们古代老师带徒较保守，但我不保守。我在课堂上或临证带学生什么都讲，如果学生用心就记住了，如果学生不用心或未入门就可能一晃而过，不能体会。跟我的学生都知道我从不保守，只要我有空，问我的问题我都答复。

我记得初当医生时，在我们山区遇到了一个病人，他的脑袋肿大，脖子也肿得和脑袋一般粗，又红又肿，又痒又痛，又发烧。我当时只有十六七岁,有人请出诊看病我很高兴,看了这个病人之后很自信地判断是"大头瘟",于是很有把握地开了个"普济消毒饮"。哪晓得病人吃了三付药,一点都没好,于是我又给他改了个"防风通圣散",心想这个病人又痒又痛又发烧,不是风火吗?防风通圣散既消风又泻火,应该会好。结果又没好,我就傻眼了,顿时方寸大乱,跑了三十里山路去找我的老师。我老师当时八九十岁了,正在家里抽一个大烟斗,我进门后很恭敬地叫师傅,老师见了我就说:"你来了,是不是看病看不好啊?"我说:"是的。"于是把情况告诉了老师,然后问:"您看怎么办呢?"师傅慢条斯理地给了我三个字:"翻书去。"我这来回六十里山路算是白跑了,但是"翻书去"这三个字有好处啊。回去后我一通宵都在翻书,还要思考,这样得来的知识比老师讲的印象要深刻得多。所以,我后来基本上不再去问老师了,因为问他也就是这三个字,不骂人就算不错了。现在,有时候我也会跟我的学生开玩笑说:"翻书去。"

当然,旧时的老师带徒弟也是很严格的。有一次我治疗一个寒实结胸证的病人,用"三物白散",开了"巴豆霜"一钱,碾粉后冲服。患者拿处方到医院药房去买药,药房捡药的老先生有七八十岁,经验非常丰富。他拿到处方后直接扣下了处方,送到我师傅那里,然后打发病家把我叫到师傅那儿去。我知道是因为巴豆霜的缘故,到了师傅那里,他明知故问说:"巴豆霜是你开的?"我说:"是的。"他说:"巴豆吃了会怎样啊?"我说:"书上说,不利,进热粥,利过不止,进冷粥。"他说："要是吃了拉血怎么办？"我听了就傻眼了，因为张仲景没讲吃了会拉血呀！师傅就责问了我一句："你有多大能耐？敢开巴豆霜？"我当时还壮着胆子辩白了一句："师傅，我是看您经常开。"我很后悔说这个话，后来我再也没有开过巴豆霜了。所以，我当医生一辈子都很谨慎，没有出过医疗事故，砒霜、斑蝥、马钱子这些有毒的药物我都不用，老师对徒弟严格是有好处的。

在我学药的时候，有位七十多岁的姓郑的老师让我受益匪浅。我做学徒要一大早起床，把门打开，把卫生打扫得干干净净，晚上下班后要把药屉一个个整理好、关紧，称药的秤、压纸的木方、冲臼、研钵都要整整齐齐地放在固定的地方，碾槽要收拾干净竖起来。切药的时候，老师规定切一种药就尝一种药，切当归就尝当归，切苦参就尝苦参，切黄连就尝黄连。当时我不理解，觉得味道太难忍受了。现在我理解了，这样做才能知道哪个药是什么味道，什么药麻口，什么药封喉，现在有哪个医生知道呢？而我却知道。因此，我非常感谢这位老师。但这位老师很保守，问他什么也不讲。因此从这个角度来看，我们中医从古代传到现在，有多少好东西由于保守已经失传了！一方面是保守，一方面是有话讲不出来，再就是忘记了。比如，有的东西你不问我，我就没讲，因为每天门诊量这么大，看完病人就精疲力尽了。由此我就联想到叶天士为什么写书不多，他的书都是他讲，学生记录而成的，不是他不会写，而是没时间写。我现在深有体会，过去一天看一百号病人，没时间也没能力写，现在有能力了但没时间写。这也是现在中医界的一大紧要问题，真的要组织抢救、整理老中医的经验，要组织一些懂专业、有水平、有能力的人来整理和写作。关于学徒方面我就讲这么多。

我已在中医大学教学30多年，我认为学院派的优势在于：第一，学科系统全面，有系统的教材，如中医基础理论、诊断、中药、方剂、内科、外科、妇科、儿科、骨伤科，等等，分科很细，而我们学徒无所谓分科；第二，管理规范，只读书，不像我们学徒要做各种杂事，包括打扫卫生、上山采药，等等。

但学院派也存在几个问题：第一，不专，学专业不专，心思不专。因为现在的大学生要全面培养，要与世界接轨，做综合性人才，这当然没错。但由此也产生了问题，比如很多学生都把大量精力倾注在学外语上，就不能集中精力学中医，他们在专业上的深度和广度就会受影响。第二，脱离或者说缺乏临床实践。学中医脱离临床实践是最大的问题，中医必须进行临床实践。我记得上海中医药大学的老院长金寿山教授讲过一句话："脱离实践讲理论，那是空洞的理论，耍的是花腔，好看不顶用。"这话讲到点子上了。有些人说理论头头是道，著作一本接一本，但连个感冒都看不好，这是什么中医呢？这就是学院派的两大毛病，包括现在的硕士、博士，有的人务实、舍得下功夫，专业可以学得不错；若稍微一飘，就只剩下外语好，其他都不好。因此，我们很多高学历的人缺的恰恰是专业水平，是临床能力，这也是中医人才问题的癥结所在。以上就是我关于学徒派与学院派的比较。

第三点，中医必须实践。

这是我一再强调的。我曾发表过《中医的生命力在于临床》的文章。我认为中医界目前最大的问题就是不重视临床，如果这种状况延续下去，中医的前途堪忧。尽管现在教授多、博导多、专家多，搞到的科研经费多，科研成果也多，如果很多专家都不会看病，老百姓怎么相信你呢？老百姓都不相信中医了，我们失去了群众基础，中医的将来会怎么样呢？为什么我们现在的中医界就不能认识到这一点呢？如果认识到了这一点，为什么就不能加以解决呢？明明知道有人在弄虚作假却放任自流，明明知道大家都不认真刻苦搞临床却不闻不问，那怎么行呢？我认为这是一个最大的问题，所以我要写这篇文章。

虽然我知道我讲的话不一定能起作用，搞不好还有人反感，但作为一名老中医，我有责任出来讲这个话。因此，中医应该务实一点。学理论没错，但理论是用来指导实践的，理论也是来源于实践的。我家里挂了我自己写的一幅字，是《内经》的原文："善言天者，必应于人，善言古者，必验于今，善言气者，必彰于物。"这三句话其实就是一句话：理论要联系实践。我的特点就是这样的，两手功夫——理论和实践结合。

我们中国几千年来中医的威望如此之高，靠的是什么？靠的就是给老百姓治好病。我们现在要发展中医，靠的是什么？靠的是临床疗效。我们出国要使中医走向世界，靠的是什么？光靠讲课不行，靠打广告也不行，靠的就是解决实际问题，用疗效说话。我给阿尔及利亚的总统治好病了，总统就知道了中医的伟大之处。曾经有位国际友人，患阳痿，通过关系找我，我询问了年龄，大约50岁，我说："可以试试。"后来是给他制作的胶囊，服药两个月好了。这是三年前的事情了，今年又复发了，又给我来了电话，我又给他做了一付中药丸药，他派人到北京把药拿走了。他之所以不远万里而来，因为他相信我。老百姓也是一样的，你能解决问题，他就相信你，你不能解决问题，他就不相信你，这就是中医必须搞好临床实践的道理。

但是临床和书本是有距离的，不是说学了五年，甚至读了硕士，读了博士，就会看病了，不信你到临床试试看，照样看不好病。因为书本的知识是提纲挈领的，而临床是千变万化的。比如，少阳病"往来寒热，胸胁苦满，默默不欲饮食，心烦喜呕。或胸中烦而不呕，或渴，或腹中痛，或胁下痞硬，或

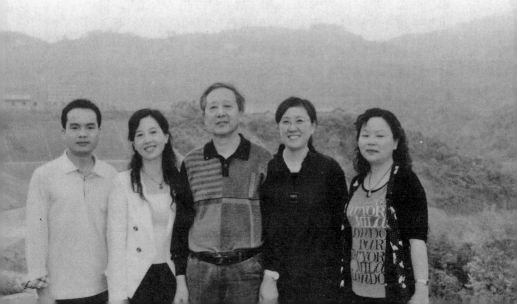

心下悸，小便不利，或不渴，身有微热，或咳者，小柴胡汤主之。"难道病人都是这样吗？不是。我举个例子吧。前一阵子，长沙政法频道报道了有个 3 岁小孩发烧四五个月，多方医治无效，有热心观众推荐他来找我，记者就带他来门诊找我，还问这是不是绝症。我看就是一个夏季热，只不过由于长期低热，小孩已经骨瘦如柴，面白无华，疲乏食少，口干，尿少，这是由于暑热导致的气阴两伤。此小孩以阴虚为主，我给他开了清骨散合益胃汤，几付药就退烧了。记者问："为什么别的医生治不好呢？"这是要用理论和实践知识说话的。

我最近在长沙市旺旺医院抢救了一个小伙子，高热 40 天，最高达 40℃，西医做了各种检查，只确诊了慢性胆囊炎，其他还怀疑白血病、胰头癌，等等，总之退不了烧。我一问病人，得知他是寒热往来，每天发作四五次，先畏寒，后紧接着发高热，胸脘及腹部胀而痛，口苦，恶心欲呕，大便秘结，两三天一行，其舌苔黄白而特厚腻，脉弦数。我说："这个病应该可以治。"因为我已经抓住了它的特点了：第一，寒热往来；第二，胸闷脘痞、泛恶；第三，舌上苔厚如积粉，这不就是"邪伏膜原"证吗？当然，他还有口苦、呕逆，所以我就给他开了达原饮合大柴胡汤，服药 2 剂就退烧了。旺旺医院就轰动了，第二次去就请我会诊了 5 位危重病人。如果我对温病学得不熟，就治不好这个病。这样的例子还很多，真正的中医是可以治急症的。在此，我只是强调中医实践的重要性。

我还要讲一个问题，那就是中医的诊断学教学应该改革，应该进行现场教学，即使不能现场教学，那也应该每次上课有标本进行示范。否则，诊断学从书本到书本是学不好的。包括我们的教师，如果不上临床，那么他讲的诊断学也是空洞的。

比如，就以望诊知识而言，水痘、麻疹、湿疹、风疹、鹅口疮、扁桃体肿大、口腔苔藓如何区别？不管你在教室里讲得如何天花乱坠，学生下次碰上了还是搞不清。我讲个例子，有位长沙火车站领导的孙子在铁路医院高烧5天不退，把我请去。我一看原来是麻疹，旁边好几个医生没认出来，他们说从来没见过麻疹，问我是怎么知道的。我说书上都有啊，更重要的是我见过不少麻疹病人。所以说，诊断学一定要在临床教效果才好。

什么是绛舌？什么是紫舌？什么是腻苔？什么是滑苔？只有看到病人才讲得清，没看到就讲不清。比如，我们的古人写脉象写得够明白了吧，"滑如圆盘走珠"，依我看"滑者，溜也"；古人说"弦似张弓"，依我看"弦者，劲也"；古人又讲"浮如水上飘舟，浮如空中吹毛"，读了这些以后到临床就能把出脉来吗？我院有个领导家属在附一院心内科病危，清早请我去看，我一把脉是"虾游脉"，"虾游静中跳一跃"。我当场就把家属叫到一边，说："三天前你们为什么不找我？现在我没有处方开了，准备后事吧！"病人已危在顷刻。家属说："医生没讲啊！我们不知道有这么严重啊！"家属赶紧把医生叫来，结果到中午病人就死了。这就是诊断，如果不是在临床上实实在在地见过一次，只在课堂上讲虾游脉、雀啄脉，学生怎么也不会明白，实实在在地见过一次，他就有印象了。因此，中医的真正硬功夫是在临床，而不是在于会写书、会讲课。别人说熊老师的课讲得好，那不是最重要的，重要的是在诊断上，在临床上能起死回生，那才是真功夫。中医有中医的优势，西医有西医的优势，我们要善于发挥中医在诊断和治疗方面的优势。

第四点，纠正几个错误观念。

错误观念一：中医是经验医学。

中医要有临床经验，但是更重要的是中医要有理论指导，如果没有理论指导，中医就永远提不高，升华不了。我的学生都知道，我看病绝不是用几个固定的药、固定的处方，而是要根据病情辨证论治。特别是碰到疑难病症，如果没有理论指导是绝对看不好的，何况中医本来就有完整的辨证论治体系。因此，那些说中医是经验医学、是伪科学的都是错误的，他们不懂中医，我们也不屑与之一谈。中医是有完整理论体系的，是科学的，不掌握好中医理论是无法当好医生的。

因此我认为要当一个好中医必须具备三点：扎实的理论功底，丰富的临床经验，敏捷的思维反应。这样才能当"上工"，当名医，我希望我的学生个个都能当名医。中医师承学习很重要，可以学到很多老师的经验，但是理论同样重要，中医是经验与理论并重的科学。

比如，在乡村有大量的中医，他们临床多年积累了很多经验，可以治疗很多疾病，但是一碰到疑难杂症就没办法了，因为缺乏理论功底，所以水平始终没有提高。而我的门诊上经常会有一些稀奇古怪的病，虽然不是百分之百能解决，但可以治好很多，靠的是什么呢？靠的就是理论指导。

例如，我曾治疗过一个女病人，自诉小便频，但尿色不黄，有尿必解，若稍忍不尿，则立觉双手掌心与手腕相连接处胀痛，而且胀痛逐渐加重，只要去解小便，其胀痛则随之消失。碰到这样的怪病，你怎么考虑呢？那就要用上理论了。手掌是手少阴心经和手厥阴心包经所过之处，而排尿归膀胱所主，肾合膀胱，肾属水，心属火，水克火，换句话说，不就是水气凌心吗？我就给她开了"五苓散加丹参"，结果治好了。药方看似简单，但如果没有理论指导，你怎么可能想到那里去呢？既要想到排尿归膀胱所主，肾与膀胱的关系，又要知道心经的经脉所过部位，心与肾之间的水火关系，最后还要会用五苓散，还要加丹参通心脉。几分钟的思维过程包含了多少理论在里面啊！

我在临床上看一个普通病大概是 5 分钟，疑难杂症当然时间要多一点，病人不理解为什么这么快？因为我经验丰富，因为我理论纯熟。所以我说，要想当"上工"必须有扎实的理论功底、丰富的临床经验和敏捷的思维反应，否则只能当"中工"，甚至"下工"。

错误观念二：中医越老越吃香。

这是老百姓的普遍观念，当然，中医越老越吃香有它正确的一面，因为越老经验越丰富，就像我当了 50 多年医生，看了几十万病人，看的病种那么广泛，当然经验丰富。即使只看了我十分之一数量的病人，也积累了丰富经验。但是有一点，就拿我自己跟自己比较，我年轻时能治好的病人，如果放到今天，我不一定治得好。为什么呢？第一，人老了思维不如年轻时敏捷，反应也不如年轻时快；第二，用药不如年轻时胆大、果断。1963年、1964年治疗流脑、乙脑，我用清瘟败毒饮，石膏用半斤，黄连用一两，当年"大砍大杀"，胆子大得很，现在我没用过了，思维的敏锐性、用药的果断性不如从前，这就是年老与年轻的差别。

我去年与今年都有差别，去年看80甚至90位病人不费劲，今年就感觉很累了。我讲课也是这样，年轻时比现在要流利，现在经常要思考，甚至要停顿，思维、反应慢下来了，就像电力不足了。这就是年老与年轻的区别。

当然，年老也有另一个优势，那就是稳重。年轻时看病是单刀直入的，三物白散也敢开，因为初生牛犊不怕虎，好胜心切。我这些年来经常给年轻医生收拾残局，他们连生川乌、生草乌、斑蝥都敢用，麻黄、细辛一开就是10克，甚至更多，因为他们没想得那么复杂。就好像开汽车，新手开车都很猛，但只要开了10年车胆子就开小了，这就上了另外一个层次，我们当医生的也是如此。

因此，我说中医越老越吃香的观点不完全正确。

错误观念三：中医专治慢性病、专门搞调理。

这是一个最大的误区。经常有病人到我门诊上说"请给我调理调理。"我一听就不高兴，我说："我是治病的，不是搞调理的。"没错，中医是可以调理身体，《内经》云："谨察阴阳所在而调之，以平为期。"中医治病就是调整内在的阴阳，使其平衡协调，这是一个总的目标。但具体到某一个疾病，就不仅仅是调和的问题了，如同打仗，该杀就杀，该砍就砍，该扶正就扶正。那为什么老百姓甚至中医队伍当中的某些人都认为中医是搞调理的呢？主要是因为现在大量的中医都不会治病了，所以老百姓都认为中医不会治急性病，只能搞调理。

说到这里我就要讲一讲中医到底能不能治急性病了。首先，看我们的古人能不能治急症。第一个治急症的就是扁鹊，他治疗过虢国太子的尸厥，当时病人都已经进了棺材，他看到棺材滴血，既然不是外伤，怎么会滴血呢？打开棺材看，发现棺材里的人还有呼吸，于是就救活了他。这不是最典型的中医治疗急症吗？然后我们再看看《伤寒论》《金匮要略》《温病条辨》，其中有多少是治疗急症的内容。《金匮要略·妇人杂病》中讲："妇人少腹满如敦状，小便微难而不渴，生后者，此为水与血结在血室也，大黄甘遂汤主之。"产后少腹满如敦状不就是板状腹吗？那还不是急症吗？《金匮要略·妇人杂病》又提到了"妇人转胞，不得溺也，以胞系了戾"的病，妇人怀孕后不能小便，这不是癃闭吗？也会死人的。《金匮要略》中还讲到了"肺痈，吐脓血，脓成则死"，这也是急症。"水气病，少腹坚满"，也是急症。

《伤寒论》中也有很多急症的记载，比如"发热恶寒，身疼痛，不汗出而烦躁者，大青龙汤主之。""伤寒六七日，结胸热实，脉沉而紧，心下痛，按之石硬者，大陷胸汤主之。""大热，大汗，大渴，脉洪大，白虎汤主之。""腹满，潮热，谵语，不大便，大承气汤主之。"这些不都是急症吗？还有"身热，足寒，颈项强急，恶寒时头热，面赤，目赤，独头动摇，卒口噤，背反张者，痉病也……"我随口就可以从《伤寒论》《金匮要略》中举出这么多急症来，也就说明我们的古人是可以治急症的。

温病学就更不用说了，因为温病本身就是指急性热病、传染病，虽然它没有取名流行性出血热、SARS、禽流感，但实际上都包括了这些病。比如暴喘症，古人称为"马脾风"，SARS不就有发热、暴喘吗？中医认为是肺热壅盛；流行性出血热有发热、出血，中医认为是热盛动血；中医还有热盛动风，发热、抽搐、角弓反张；热入心包证，发热、神昏、谵语。像这些急症，古人都有详细的记载，有证、有方、有药，为什么还说中医不能治疗急症呢？中医是能够治疗急症的，只是我们很多中医没有掌握这些知识。

我的门诊室的门比别人的门要宽一尺，为什么呢？因为我的门诊经常有人要坐轮椅、抬担架进来，门窄了不方便。我的门诊中急症、重症病人多，自然会想到把门加宽。我比较了一下，我在农村治的急症比慢性病多，在城市治的慢性病比急症多，因为大量的急症都到西医院去了，到我这里来的急症都是西医院治不好的。因此，中医也要学会治急症，尤其是在农村，不能治急症就不能当一个好医生。

我治急症的例子很多，随便就能举出大量的例子来。比如有一次省卫生厅请我到怀化市第一人民医院抢救一位病人，是一位23岁的大学刚毕业的小伙子，患病毒性肺炎，高热40多天，每天高热达40℃，昏迷不醒。我到病房一看，病人身上插了好几条管子，气管切开，上了呼吸机，鼻子里插着胃管，下身插着导尿管，双手插着输液管，胸口还插着两条管子。我就问他们："胸口为什么插着两条管子？"他们告诉我，一个是引流胸腔积液的，一个是治疗气胸的。这不仅是急症，还是危重症。只见病人大汗淋漓，但舌苔黄，脉细数，沉取很有力。

于是我给他开了"生脉散合三石汤"。这是温病方，生脉散可救气救阴，三石汤清肺胃实热。我只给他开了两付药，让他吃完后打电话给我，因为我还要赶回长沙上门诊。第三天下午，该病室主任给我来电话了，第一句话就是"退烧了"。我说："那就好了，我完成任务了。"主任说人还昏迷没醒来，我说："好办，吃几粒安宫牛黄丸就可以了。"后来，那个小伙子病愈之后，还来我门诊看过我。

这只是随便举例而已。我的门诊几乎天天有急症。昨天，我的一个在广东的老乡打电话来，她的小孩高烧41℃，满口长疱，手上还有小疹子，轻微咳嗽，流鼻涕。我怀疑是手足口病或麻疹，又问病人的眼睛红不红，她说不红，但咽喉红而不肿。我估计多半是感冒引起的，不管是不是手足口病，就开了银翘散加大黄、土茯苓。为什么加土茯苓呢？这是为了清湿热，防止手足口病。今天早晨老乡打电话告诉我，孩子昨天晚上10点多退烧了，西医可能还没有这么快，这就是中医的功夫。

我再举个例子，我们省委某领导的妹妹在南华大学附属医院行子宫癌切除手术后，近30天未解大便，只放了两个屁。她从湘雅医院以及中山医科大学请了很多教授会诊，结论只有一个：肠梗阻，需手术治疗。但病人才手术不久，全身情况不好，不愿再手术，于是就有人建议请中医来看。我一看病人，真是腹胀如山，隆起老高，按之坚硬，但叩之如鼓声；病人轻声呻吟，低烧，微呕，苔黄腻，脉有力。于是我就开了大承气汤2付，大黄、芒硝都是30克，枳实、厚朴15克，嘱病人每小时服药一次。大约到了半夜，病人说肚子痛，家人扶她起床走动，顷刻病人说要大便，拉了一盆子大便，这个问题就解决了。整个南华医院都轰动了，说中医居然能治疗肠梗阻。像这样治急症的例子太多了，我慢慢回忆的话能举出很多来。

所以说，中医是完全可以治疗急症的，并且是很擅长治疗急症的。可能是因为我们现在大量的中医不会治疗急症，从而使人们产生了这样一种误解。

错误观点四：中医治病不用方而只用药。

为什么我要讲这个话呢？因为我个人认为现在的科研有一个很严重的错误倾向，就是过分强调研究单味中药，西医学中医往往就是这么一个模式。我们现在的中医队伍里面存在一个普遍的问题，也可以说是一个普遍的错误现象，就是中医只开药，不开方。谈到临床的病案，什么病，什么证，什么舌，什么脉，它都有，诊断也有，一个中医的病名，一个西医的病名，然后有治法，有用药，但是它就是没有方（剂）。为什么会产生这种现象呢？归根结底只有一条，他基本功不扎实，不能背方剂啊！有的人可能会开出自创秘方、自创验方。哪来那么多的秘方和验方啊？有时候开出来的药都是自相矛盾的，一看就是大笑话，大杂烩。

我们现在受西医的影响，西医用药都是用单味药，我们中医也开始用单味药了。再就是我们的科研倾向于研究某个秘方、自拟方，有的人就是研究某一味药。殊不知，中药是特别讲究配伍的，应当研究药物配伍后的变化，才能了解古人拟方配伍的作用所在。比如麻杏石甘汤、麻黄汤、麻杏苡甘汤、麻黄连翘赤小豆汤、麻黄升麻汤，它们的配伍不同，那么作用就不同了，这个作用有时候甚至是相反的。麻杏石甘汤与麻黄汤作用有多大的区别？麻黄配石膏是什么作用？麻黄配苡仁是什么作用？麻黄配连翘和赤小豆是什么作用？麻黄配桂枝有什么作用？麻黄配杏仁有什么作用？麻黄配升麻有什么作用？为什么不去研究这个。这才是真正的奥妙所在，这就是方剂的奥妙。

方剂的奥妙就在于它的配伍不同，作用就不同。就如同我和学生在一起就讲学问，我和一个老总在一起，我就不会讲学问了，就讲其他的；我在教室里就讲课，我在门诊就看病，门诊的人都知道我是医生，在教室里的学生知道我是老师；我到出版社别人会说我是作家，我是一个写书的；我去饭店，人家会说我是吃饭的；我写字的时候别人会说我是个书法家，我人物角色换了啊！我打牌的时候，别人会说我会打牌，我拉二胡的时候，别人会说我是搞音乐的，这就完全不一样。药物的作用和人的角色有多方面是一样的，这就要看你配伍配的是什么？你配的东西不同，它的作用就变了，这就是我们要研究的东西。

中医治病绝不是用单味药，而是用方，这个方是要跟随证走的。而且我们用古方不能呆板，不能像日本人一样——口苦，咽干，目眩，往来寒热，胸胁苦满，默默不欲饮食，心烦，喜呕，这就用小柴胡汤，没有这些症状就不能对号入座，那就是呆板了，这种思维模式就错误了。所以我们中医治病不是用单味药，不是用所谓的新药，所谓的科研药，所谓的祖传秘方，而是辨证选方，是辨证施治，因证选方，因方遣药。首先要辨证施治，而后要因证选方，因证就是要依据这个证来选方，这个选方不是固定的。我开药是根据这个方来用的，而且还稍有加减。但是，它有个基本的原则，就是方证要合拍。就像唱歌一样，它的谱子和词的节奏要合拍，方和证要是不合

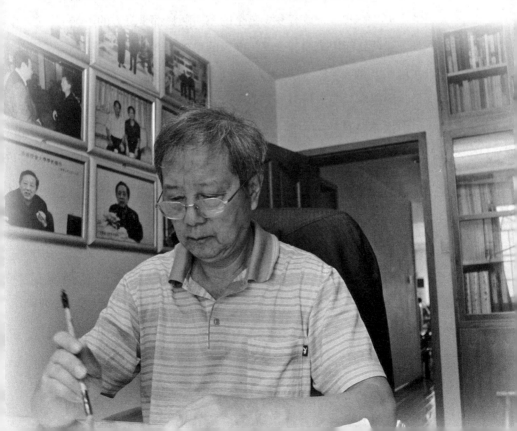

拍，那是医生不会用方。如果这个人是风热感冒，给他开个桂枝汤，理由是桂枝汤是治疗感冒的，吃了怎么没有效果呢？那是你搞错了！医生用错方了！再比如说，一个人便秘，吃点番泻叶会拉肚子，有那么简单吗？便秘有多复杂啊？有气虚便秘，有血虚便秘，有津亏便秘，有气津两亏的便秘；还有实证便秘，有火热便秘，有食积便秘，有气滞便秘，这都不是一个番泻叶能够解决的，都不是一个大黄能够解决的。大黄和番泻叶吃了，当时可以通一下大便，但是通了之后怎么办呢？过后又不行了，并且越来越厉害。如果是津亏的要用增液汤，气虚的要用黄芪汤，血虚的要用加味四物汤，是火热的要用大承气汤，气滞的要用六磨饮子，气火相兼的要用麻仁丸，肾虚的要用济川煎。你看看，该有多少复杂的东西啊！都是有方的，绝不是一味药就能解决的，这就是中医的奥妙所在。

这些就是我今天要讲的观点，人们要认识这么几个观点，这是几个误区，我不得不说一下。

中医不是纯粹的经验医学，必须用理论指导临床，并不是越老越吃香，"老"有它合理的一面，可以是他的一个优势，但是也有他的缺点。中医不只治疗慢性病，它是完全可以治疗急症的。中医治病不是用一味药，单味的药，不是用什么秘方、验方，而是要辨证施治，因证选方，因方遣药，方证必须合拍。这就是我今天要阐明的观点。

二、谈如何走向中医临床家的道路

对谈人：您是具有传奇色彩的中医临床家，高小毕业的文凭，师承学医的经历，大学教授的身份，给外国总统用中医看病的医生……我们非常感兴趣的是，您是如何走向中医临床家的道路？

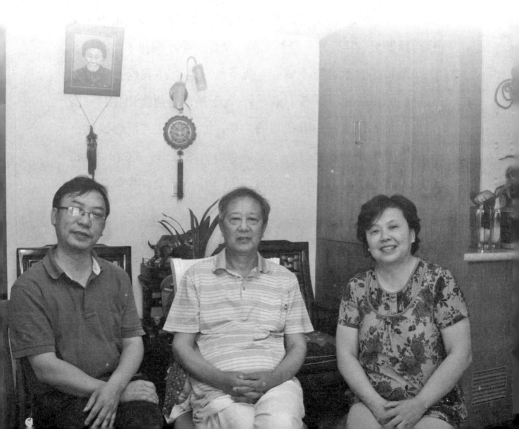

熊继柏：说到这里我要再讲一下我的经历，我个人的学医、行医经历比较特殊。小时候我家里很穷，所以没有正常地读书。高小毕业以后，我就将一床破被絮挑回家了，就这样再也没在学校里读过书。我爷爷是位伤科医生，他就让我学医，给我一本书读，是《脉诀》。书曰："欲测疾兮生死，须详脉兮有灵，左辨心肝之理，右察脾肺之情。"我就问爷爷这个"兮"字怎么讲？他说不知道。我又问为什么左侧辨心肝、右侧察脾肺？他也说不清楚。我爷爷作为骨伤科医生在当地非常有名，可是他本人没什么文化，于是爷爷就带我去拜一位好老师。

我所拜的启蒙老师是位清朝末班秀才——胡岱峰老师，他当时已经八十多岁了，而当时我只有 13 岁，年纪很小，又瘦得像猴子一样，穿一身烂衣服，活像一个小叫花子。老师看我年龄太小，就有点不放心。我爷爷对他说："我这孙子很会读书，完小毕业考试考了第一名。"于是，老师就让我写一篇文章给他看。老师一看我写的文章，惊奇地说："没想到这孩子的文章和字写这么好！"于是老师当场表态："这个学生我收了。"就这样，老师就收下了我当学生。于是，我就开始跟老师学医。

因为我没有钱买书，所以学医时所读之书全是手抄的，包括《药性歌括四百味》《药性赋》《脉诀》《汤头歌诀》《医学三字经》《时方妙用》《时方歌括》，这是最开始读的书。几乎是抄一本，读一本；读一本，背一本。我花费了一年的时间，就把这些书全背下来了。老师说："这孩子真能读书啊。"马上就开始给我加码，让我读《伤寒论》原文。记得我读的版本是承淡安注解的《伤寒论新注》三百九十七条。花了几个月的时间，我就把这本书背下来了。然后老师又让我读《金匮要略》，这时候我就慢慢开始心里有抵触了。因为当时老师招收的三十多个学徒，其他人都不读《伤寒论》《金匮要略》，老师只要我一个人读，我甚至怀疑老师是不是对我有什么意见。但不管怎样，跟老师学徒期间，我通背了《金匮要略》《伤寒论》。

我16岁的时候，正值1958年"大跃进"运动开展，我被派去农村当医生。十六七岁的小医生，谁瞧得起呢？特别是在农村，都认老中医。那时，一个医生管四个大队，就相当现在四个村，每天出去巡回出诊。那时候医院每月给我发十八斤粮票，我给家里的爷爷、奶奶十斤，剩下的八斤粮票我兑成红薯吃。我经常饿得受不了，半路上就随手扯些野菜，在水里洗洗就塞到嘴里。所以学医的过程中我吃过大苦。

不过，当了医生后，白天到处巡回看病，晚上就刻苦读书，因此我的中医学得很扎实。

1962年我又拜了另外一位名师——陈文和老师，他曾在日本东京大学留学，有丰富的教学经验。他教我读了《温病条辨》《温热论》《内经知要》，并让我攻读中医高等院校的一版教材。

我当医生是1963年夏天"出名"的。怎么出名的呢？我们那里爆发乙脑，在当地人民医院治疗的死亡率很高。有一位患了乙脑的病人找到我，我给他治好了，结果一下子就传出去了，很多乙脑病人不去当地的人民医院，而到我这儿来求治了。我治疗乙脑的死亡率很低，于是我这个年轻小大夫因此一下子就出名了。从 1964 年开始，我在湖南省石门县维新公社卫生院一天的门诊量就可以有 80 到 100 人。

对谈人：一位年轻小大夫，一天能看将近 100 人，真是非常罕见的！后来，您是怎样从农村的乡医走向大学教授的岗位呢？听说很有传奇色彩。

熊继柏：1966 年"文化大革命"开始了，我被"打倒"了，原因是有人说我是"白专道路"、"反动技术权威"。我自己不承认，我说我可不算"权威"。其实，还因为我家庭出身不好，就成了"打倒"对象。这一"打倒"就是十年，从 1966 年开始直到 1976 年，而且"横扫牛鬼蛇神"还把我"扫"出了医院，我只能下放农村给农民们看病。那时我每天基本上要看一百号病人。一本处方笺刚好是一百张，每天用完一本。农村看病不用写病历，农民习惯开了处方就去拿药，越简单越好。所以我看病很快，手疾眼快。

直到 1976 年，我才得以平反，重返石门县维新公社卫生院当医生。1978 年中央发了一个文件，当时称为 56 号文件，明确要在全国范围内选拔基层中医，输送到国家单位，充实中医教育、科研、医疗事业。我也参加了这次全国中医选拔考试，在湖南省获得最优成绩。

那时候，湖南中医学院发调令到我所在的石门县，准备把我从石门县维新公社卫生院直接调到湖南中医学院去教书。

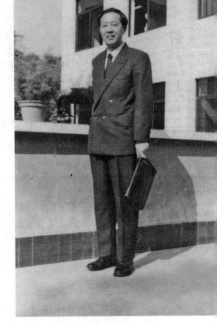

当时我还不知道这个调令。结果石门县县委专门开了个会，说省里要这个人，这是个人才，决定把我从公社卫生院调到县里来。接到这个消息后我却说不同意，为什么不同意呢？因为我在维新公社当地没有一个老百姓不认识我，开句玩笑话：没饭吃有人给我饭吃，看电影都不用买票，没有购肉票可以开后门买点肉。

县领导得知我不想调到县里，就直截了当地对我说："不行，你一定要到县中医院来，我们需要你。你家里有困难，我们帮你解决。"最后，县领导决定给我办理"农转非"，这就意味着我全家的农村户口能转成城市户口，于是我最后就答应县领导的安排。石门县按"名老中医"的标准给我上调了工资，其实我一点都不老，那年刚满36岁。

结果，我还没来得及去县中医院正式报到，省里就来人了。湖南中医学院人事处和湖南省人事厅的领导同志竟然直接来到我家里，希望我能到湖南中医学院去教书。我对他们说："我上有老，下有小，困难大得很。下有三个孩子，上有爷爷、奶奶两位80多岁的老人。而且我在石门县工作二十多年了，石门的半个县没有人不认识我的，我在当地做个医生多好啊。并且，我没教过一天书，把我调去教书这不是要我从头学起吗？如果要我去湖南中医学院读书，我可以考虑；要是让我去湖南中医学院教书，我肯定不能去。"就这样，我坚决不答应，谈话一直到凌晨三四点。到最后，我实在不好推辞，就说："你们硬要调我到省里工作，我要听石门县委的安排。"他们说："行，就听你这句话了"。省里的人回到石门就向县委说："这个熊医生必须在 12 月 31 日以前到省里报到。"县里的领导也顶不住了，只得把我"放行"了。就这样，我"稀里糊涂"到了湖南中医学院。

对谈人：您讲《内经》课在全国非常有名，学生们都说听您的课是一种享受，是不是由于您对《内经》特别精熟？还是有所"偏爱"呢？

熊继柏：真实的情况是这样的。当时学院的肖院长跟我谈话，他说："你觉得你教什么课合适呀？"我说："我教内科，因为我当了二十多年的内科医生。"他说："不行，我们这儿不要内科教师，内科教师属于医院编制，不在我们中医学院。"于是我又请求教温病、伤寒论、金匮要略，肖院长都以已经有人教课而否决了。

后来我才知道，其实肖院长早就安排我教《内经》了。他说："我调你来教《内经》。"我说："你搞错了吧！我是个临床医生，你让我教什么《内经》呢？"他说："我看了你参加选拔考试的卷子，怎么不能教呀？"我们那时的全国中医选拔考试其中有个项目是写论文，肖院长看了我的论文，认为我的《内经》底子很深。其实，对于《内经》我实实在在不怎么熟，我只是熟读过《内经知要》和《内经》的教材。

就这样，实在是"拉着驴子当马骑"，我走向了教授《内经》的道路。

1980年学院派我去陕西参加全国《内经》和《中基》师资班学习，一年后回来我就开始走上讲台。

为了讲好课，我吃了很多苦。讲台上的艺术我不了解，所以当时我们学校老师们讲课，不论老的少的，除了西医课程外，只要是中医的，我基本上都听了。此外，我还到湖南师范大学去偷着听课，去听师范类的高级教师讲古文，学习和摸索他们的教学方法，包括怎么写板书，甚至包括怎么拿粉笔，怎么擦黑板……。全面学习之后，我就开始探索自己在《内经》上的教学模式，仅仅《内经》一门课程，我就先后动手写了上百本详细的备课本。

我最开始是给"西学中班"上课，这些学生都是西医院校毕业的主治医生，业务水平都比较高。西医来学中医的人通常都特别挑剔，胆子又大，经常"听一个老师的课，就告一个老师的状"。当时湖南中医学院的罗副院长是从西医院调过来的，主管学校教务，于是经常有人向他告状。记得我第一次给这批"西学中"的同学上课，就听到他们在议论："老的不行了，又派个年轻的来了。"因为当时我不显老，确实不显老，看上去像二十几岁。结果这些"西学中"的同学上来就是三斧头，专门提一些怪问题问我。我感觉他们这还真有点欺负老师的意思，就干脆给他们来硬的。我就不客气地讲："你们有疑问干脆提出来，我给你们解答。"结果学生问一个问题，我就马上解答一个问题，最后学生们就真的心服口服了。年底时

"西学中"班的学生给老师投票，我得了满票。49个学生，我就得了49票的满意票，当年我就评上了学校的优秀教师。

我总结自己有三个"低"，第一个"低"是文凭低，我没有大学文凭，只是小学文凭，虽然最后在湖南中医学院当教授；第二个"低"是政治资本很低，"文化大革命"以前我是地主成分，"文化大革命"期间我是"牛鬼蛇神"，是被"打倒"对象，我为此吃了不少的苦；第三个"低"是起点低，我是从最底层的公社卫生院来到湖南省的中医最高学府——湖南中医药大学。

对谈人：您是以"临床家"的特色而在全国众多的中医专家中声誉鹊起的，那么您自己怎么评价自己"看病的特点"？

熊继柏：内科、妇科、儿科、五官科我都看，而且我在临床实践中又学到一些皮肤科、眼科等其他各科的中医治法。这样一来，我所看的病范围就特别广。在我的门诊，内科病人、妇科病人、儿科病人、皮肤科病人，甚至还有极个别的眼科病人都来，为什么来呢？他在专科那个地方没治好，就到我这儿来了，因为我可以治好很大一部分。

我用的是什么法宝呢？人家以为我有秘方，不是！有人说是祖传，哪那么多祖传？不是！或者说，祖传当然是祖传，但是这个"祖"不是我家里的"祖"，而是中医的"祖"，我读了大量的古代经典医籍。中医过去是不太分科的，不管它是哪一科的病，不管它是什么病，都可以用"辨证"来解决，然后来"施治"，这就是辨证施治，这是和西医完全不一样的特点。

举个例子，有一天同时有两个孩子来我门诊，都是从省儿童医院转到我那边去的，主要症状都一样，就是发烧、拉肚子。

第一个孩子是发烧，泄泻，有点呕；发烧是一阵阵冷，一阵阵发热，舌苔是个薄白苔。

我给他开柴苓汤，就是小柴胡汤合四苓散，就开这么个方。

第二个孩子也在儿童医院治了一个星期，发高烧，拉肚子，舌苔是个黄腻苔，高烧持续不退。

我开的是葛根黄连黄芩汤。

我给两个孩子开的都是很平常的方子，这两个孩子的主要病症差不多，都是发烧、拉肚子，但方剂炯然不同，甚至相反。柴苓汤是利湿的，葛根黄连黄芩汤完全是清火的。为什么不一样呢？因为前一个的证是以湿为主，后一个是以热为主，这就是辨证。第三天这两个小病人全都好了。

西医来治这个病就不搞这种区别对待，同样都用黄连素，同样都用氯霉素。虽然同样都是止泻的，可是有可能泻也没止住，烧也没退掉，为什么呢？因为没有把病根搞清楚。

再举个例子，比如头痛，中医治头痛很复杂，有外感头痛，有内伤头痛。外感头痛有风寒证、风热证、风湿证，风寒证要用川芎茶调散，风热证要用清空膏、芎芷石膏汤，风湿证要用羌活胜湿汤。

内伤头痛包括气虚、血虚、肾虚、肝阳上亢、肝火上逆、瘀血、痰浊证，还有雷头风、偏头风……，随便就可以列出八九个来。这八九个证型有八九个主症特点，有八九个主方，甚至每个证型主方还不止一个。痰浊证要用半夏白术天麻汤，肝阳上亢证要用天麻钩藤饮或者是镇肝熄风汤，肝火证要用龙胆泻肝汤或者泻青丸，气虚证要用顺气和中汤或者益气聪明汤，血虚证要用加味四物汤，肾虚证要用杞菊地黄丸，雷头风要用清震汤，偏头风要用散偏汤……，如此之多！还有诸如少阳头痛、阳明头痛、厥阴头痛、太阳头痛……多得很，枕部头痛用枕痛方，前额头痛用选奇汤。没有这样熟练的辨证论治功夫，你就不可能是一名真正的中医。

中医讲究辨证施治，之所以在内服药方面中医往往能超过西医，就是靠辨证施治的功夫。当然，这个功夫不是一年两年就能学得到的，我自己已经用了五十年了，这里面不光是基础牢固，更重要的是我用得熟练，产生了敏感度，这个是最要紧的。病人一来，我三两下就分析清楚了，因为我有敏感度。打个通俗的比喻，就好比打麻将，凡打麻将熟练之后的"老手"感觉和刚打麻将的"新手"绝对不一样，老手拿起麻将一摸就知道是什么，看都不用看，牌就出去了；而如果是"新手"打麻将，就要拿着麻将牌看一下，中医熟练了之后也是这样的。为什么中医讲究经验，就是这个原因。这个经验不是一年两年能形成的，需要长时间的积累才可以"熟能生巧"。

中医辨证论治的水平是一个整体水平。具体以我为例，我有一个扎实的理论功底，而且运用特别熟，我讲中医内科各种疾病都不要作任何准备，绝对不要拿本子的。随便哪个病，辨证的基本范围在我脑中都有，以及症状特点、主方，我可以信手拈来，我这个脑袋就是个"数据库"。我心中装有多少方我自己也不知道，反正在看病的时候，辨证与选方我一想就出来了，反应特别快。所以病人一来，我就"有数"。

再比如眩晕症，首先就是三个线索，要么是虚证，要么是痰证，要么是风证，这就建立了一个框架。病人一来我就知道主要是三个方面，这三个范围就框定了。所以我问诊时绝对是单刀直入，舌和脉一证实，属于哪个就是哪个，主方马上就随之而来，根本不用熬费脑筋。为什么？因为我已经掌握了，已经有"敏感度"，就是熟能生巧。

为什么有些人对中医不了解，认为中医没本事呢？就是因为我们大量的中医同志没有掌握真正的辨证论治的功夫。如果掌握了，给西医医生们帮忙，甚至解决它们的难题，那是容易得很。我经常通过中医的辨证论治让西医敬服不已。

比如说最近有一位老太太，在臀底部位长了鸡蛋大的一个肿物，到西医院不给她开刀，因为老太太已经八十岁了，非常瘦弱，西医不敢开刀。老太太的肿物外面软，里面硬，推也推不动。但诊断不是癌症，因为做了切片确诊。肿物就长在臀底部，离肛门很近，所以她坐下去时只能坐半个屁股，走路也要歪着，上厕所也很不方便。最后，我用中药给她治好了，现在基本消了。她告诉西医时医生根本不相信，他们认为中医怎么治得下来呢？他们不了解中医，不知道中医有这个本事。这个病显然属外科病，按道理我不是外科医生，但是我为什么能治她的这个病呢？因为中医是不分科的，我照样是辨证施治，我主要看是痰还是瘀，还是寒。这不《内经》里面讲了吗？寒气、汁沫、瘀血，三者并合凝聚不得散，就形成积块，积块不就这三个因素吗？那我就辨属于哪一个，我就可以治疗了。这就是中医的辨证论治，它是奥妙无穷的。

对谈人：作为中医专家，您如何评价西医呢？另外，您对于"中西医结合"怎么看？

熊继柏：西医和中医比较起来，还是各有各的优势。我从来不讲西医的坏话，我也搞过不少中西医结合的临证。我觉得运用中西结合的方法有两个方面：一个是我借助西医的诊断结果，我不把它作为依据，但是我一定要参考。在我的门诊，患者拿来的检验结果单需要看的我一定看。比如肿瘤，已经检查出来了，我用中医的方法去检查哪能知道患者内脏长肿瘤呢？我一下子发现不了。再比如悬饮，西医拍片子，一下子就照出来了，而我看悬饮不一定一下子就看得出来。我必须从症状"司外揣内"，必须从外在的表现来分析判断，才能搞清患者是不是悬饮，是不是气胸，可是西医一下就搞明白了。肿瘤长在哪个地方，西医看得清清楚楚，长的部位也很确切，这个西医诊断结果能给我帮大忙。比如肝病的乙肝，大三阳或小三阳，转氨酶升高，西医就给我提供了诊断的参考资料，有些甚至可能作为重要的参考资料。但是不论什么结论，到我这儿就要用我的方法，我要辨证施治。比如肿瘤不管长在哪儿，我都要搞清虚实寒热，这就是中医的功夫。我不能说长一个子宫肌瘤就给一个固定的方子治，那不行，那肯定治不了，一定要搞清寒热虚实，这就是中医辨证的功夫，但我借鉴西医的诊断。

另一个是急症抢救的时候要依赖西医，虽然可以用中医的处方。你看那些昏迷病人口噤不开，我甚至看舌都要请护士帮忙用镊子把牙关撬开才能看。怎么喂药呢？西医有办法——鼻饲，这不是中医的办法。

我举个例子，长沙的中国水电八局有个外伤病人，修电站时他在三楼，上面掉个钢筋把他打下来，肋骨断了三根，四肢骨折，头骨还去了一块，一根细钢丝从脖子前面插到后面去，人也快死了。西医就有这样的长处，通过各种手段不让他死。这个病人虽然没死，但他也没活，变成植物人，鼻孔上插两个管子，一个输氧的，一个用来鼻饲，让这个人在事故之后整整生存了一年零三个月。院长找到我，让我给他开个处方，这时候我确实是一点把握都没有。我就说："我能开方，但灌药就要依靠你们了，患者吃一个月药以后通知我，如果有反应就告诉我，如果没有反应干脆就别找我了，我没有把握。"于是我开了方子，他们就用西医方法灌药。后来我知道患者吃一个月药后见效了，但医院没跟我打招呼，每天这么灌药，后来患者父母亲也学会帮助灌了，而且就这样坚持灌了一年。

第二年的腊月，医院的毛院长亲自带着人来找我，他说："你帮我看了一个病，你还记不记得。"我说："记得呀，那个病人还没死啊？你们是用什么办法让他活过来的？"他说："我们没什么办法，就天天灌你那个药。"我又问他有没有用其他的药？他说："没有，就两个管子，反正出气是我的事，药就是你的药，天天喂。"

于是毛院长带我来到了医院，我看到患者坐在沙发上冲我笑，他把左手伸出来跟我握手，比较有力，而且拉住床沿后站起来了。院长让他写个字，他就用铅笔写了"熊教授，你好"。你看，这就不是植物人了，这就根本不再是植物人啦！我说："这个病人能恢复，你们医院占 70% 功劳，我占 30%。"毛院长问为什么，我说："我只开了个处方而已，药都是你灌的，365 天，天天都是你们灌的。没有西医，能治好这个病吗？"这就是典型的中西结合啊！

所以我从来不讲西医的坏话，西医有很多长处是我们中医不能及的。我归结起来西医有三个长处：第一个是仪器检测，这是西医的，不是我们中医的。通过精密的仪器检测，哪里长个肿块，一照就出来了。我们古人讲神话，说扁鹊看到人家身体里面的什么东西，我说扁鹊是靠分析判断的，不是用特异功能透视的。

第二个就是外科手术。虽然我们中医也有，华佗的外科水平曾经也不比西医差，但是断代了，没传下来。现在的西医手术十分了得，我们中医就不擅长，这是我们所不及的。

第三个就是急救手段。输氧也好，输血也好，战场救护也好，现在急诊室哪个不用西医的那一套啊。举个例子，汽车把一个人撞压得差不多了，总是请西医来救治，不能靠中医去救命。

这三条是西医的绝对优势，中医是无法相比的。

中医的长处在哪里呢？中医有没有优势呢？

中医的优势就是"辨证施治"，这是西医所理解不到的。辨证施治奥妙无穷，那些西医治不好的病，中医往往就有办法。当然也不能说绝对都能治得好，但是多数的疑难病、退行性疾病、病毒性疾病、老年性疾病，以及一些功能性疾病，尤其是查不出具体原因的疾病，中医往往有办法。

对谈人：您既是一位临床家，也是一位教育家，您认为您所取得的成就是由于您有聪慧，还是由于别的原因？

熊继柏：这些称号对我来说真是过奖了，绝不敢当啊！我教书这么多年来，门诊一直没有间断，始终没有脱离临床。我的学生都知道，我看了很多病人，解决了很多别人解决不了的问题。我一工作就精神焕发，上课也是这样，看门诊也是这样。我一上班精神就来了，我一下班就疲劳，回家饭都吃不下，回家就睡觉。我 2005 年之前看门诊还没限号时，半天看八十多人，每周看三次。从 2005 年开始限号，因为看那么多病人我身体受不了，毕竟我也上年龄了嘛。虽然限六十号，但还是要看八十多个病人。为什么呢？有三种情况是限不了的，第一是重病号，抬进来的，人家要救命了，你不让他挂号行吗？必须随时解决；第二是外地来的，等了一个星期挂不到号。特别是农村来的，太可怜了。所以，只要是外地来的我都加号；第三是非常熟的人，我买不买账？必须买账。于是熟人越来越多，每次我口头上随便答应，一般是少则加十号，多则加二十号，所以每次我还是要看到八十号，而且经常突破八十号。

我是个淡泊名利的人。名和利谁都想要，包括我在内，但是我的心思全都放在做学问、搞专业上，从来都没放在"捞名"、"捞利"上。很多领导在我这儿看病，我不会求他们帮什么忙，解决什么个人问题。在门诊上病人很多，排队很困难，如果你是个危重病号，我可以照顾你插队；你是外地老远来的，我可以照顾你插队；你是八九十岁的老人，或一两岁的小儿，可以照顾你插队。但是领导来了不一定让他插队，我是一视同仁的。

我是个工作狂。我在湖南中医学院讲课共有八千多节，从 1980 年开始，一直讲到 2005 年我退休，二十五年我讲了八千多节课。这个课时是没有一点水分的，不像现在带研究生可以折算多少节课，我的课时是实打实讲出来的。我主要讲《内经》，还讲过《难经》《金匮要略》《温病条辨》《中医内科学》，我主讲过的这五门课都是主干课。我还当了十几年的经典教研室主任。

此外，我还作了九十多堂讲座，包括校内的，校外的，省内的，省外的，包括福建、浙江、北京、上海、广东、香港……大型学术讲座越搞越多了。

在湖南中医学院教书这么多年来，我没有过节假日。因为除了备课、讲课，我还要写文章。别人都写文章，我不能落后呀！我的文章全是晚上写的，晚上九点开始闭门写作，一直写到凌晨两点，几乎天天如此。到现在为止，我发表了 500 多万字的文章，102 篇论文，还撰写了 19 本书，有我自己独著的，还有参编的。所以我经常说：聪明加勤奋，才能有学业成功，二者缺一不可。

对谈人：您在门诊看病的时候，被学生称为"闪电思维"，也就是说门诊看病时您的诊断辨证反应非常快，非常敏锐，为什么呢？

熊继柏：这是长期临床实践锻炼的结果。就比如我上课，要引证一个依据随时就来。我看病的时候全神贯注，思维高度集中，反应特别快，尤其辨证很快，我可以讲个例子：前年，湘雅医学院有个老教授找我，他跟我年龄差不多。他有一个儿子，31岁，发烧40天，热势也不是很高，39度左右，没有超过40度，但是整整40天啊！由于他自己就是湘雅医学院的教授，于是他儿子就天天住到医学院，有时也住到自己家里，医学院的教授们都看遍了，但整整40天就是不退烧。我们湖南中医药大学的刘教授跟那位老教授有工作关系，就推荐来找我看病。当天晚上7点多，那位教授一家人就来了。老教授很客气，还给我提了一袋水果，不言而喻是想让我一下子给他儿子把病治好。我给他们泡了茶之后给他儿子看病。患者发热，大便溏，腹痞满，不吃饭，舌苔黄而厚腻，脉滑。从问病、看舌、把脉到开处方，大概只有5分钟时间，我就看完了，看完后他们也就告辞回家了。后来我才知道，一下楼那个老教授就向刘教授讲："这熊教授看病怎么那么草率？我儿子高烧了40天，湘雅医学院会诊了好多次都没治好，在熊教授这里居然5分钟就把我们打发走了！我一点都不放心。"我们学校的刘老师特别实在，马上给我打电话告诉这件事。我当时觉得很好笑，就说："你现在马上给那老教授打个电话，就说熊老师看病有个特点，看得快就好得快，看得慢就好得慢。"刘老师在电话中问这是为什么？要我讲出个道理来。我说："为什么呢？看得快说明我这时反应很快，我很灵敏，这不好得快吗？看得慢说明我这会儿痴呆，老年痴呆症上来了，不就搞不明白了，那病当然就好得慢了。"刘老师对我说："你这是开玩笑。"我说："不纯粹是开玩笑，你就把我的原话告诉他们。"至于这原话刘老师告没告诉他们，我就不知道了。等到第五天的时候，那位老教授来到我的门诊部，给我行了九十度的鞠躬礼，老教授70多岁了，竟然给我行了九十度的鞠躬礼，说道："感谢您救了我儿子的命"。原来他儿子吃到第四付药的时候就完全不发烧了。他说："中医真是太不可思议了，这可是发烧四十多天的病啊！"

这就是辨证的敏捷。这个病我怎么治好的呢？患者的病是反复发热40天，当然中间也有停烧的时候，有时停半天，有时停几个小时，但是根本就没有停过一天，没有停烧超过24小时的。停烧有时候可能是药物控制所致，有时候也可能是患者自身原因而停烧一段时间，但始终还是发烧。发烧是第一个主症。第二个主症是大便溏，第三个主症是腹痞满，不吃饭。就这么三个主症，看舌苔黄而厚腻，我马上就明白了，这是个湿热胶结肠中的病证。叶天士不是讲过："湿热胶结肠中，下之宜早，大便溏者宜下"吗？要下到什么程度，要下到大便硬为度。这与伤寒阳明腑实证正好相反，伤寒用下法是腑实燥热结于肠中，要下到大便溏；温病是湿热胶结肠中，大便反而是溏的，要下到大便硬就好了。你要是没读过叶天士的书，你又没搞过临床，你怎么会知道诊治这个病呢？我一看舌苔黄厚腻，这是湿热；腹部痞满，大便溏，这不是个标准的湿热胶结肠中吗？用西医消炎的药始终没有清除这个湿热，肯定退不了烧。所以我用的是很简单的方子，处方是枳实导滞汤，就几味药。这就是辨证的思维敏捷。象这样的例子我还多得很。

对谈人：除了诊断上的"闪电思维"，您选方用药也非常熟练，而且据说您能背几千首方剂？

熊继柏：方剂我看得很重要，我经常讲一句比较不受人欢迎的话，我说作为中医，第一不要看他的牌子，第二不要看他的广告词，第三也不看他的身份，什么教授、专家。我们就看他处方，看他开的处方有没有汤方，我们甚至可以不管你是不是辨证，是不是证跟方对，那尚属次要的，我们首先就看你的处方。我衡量中医有个标准，如果你开的处方是有汤方的，就算起码是有章法的，这个医生至少是入了门的医生；如果这个处方开出来是杂乱无章的，大杂烩，这个中医就是个没入门的。我就用这个标准来衡量。

这说明一个道理，中医开处方一定是要有"方"的。古人经常讲"不依规矩，不能成方圆"，既然我们教书有教书的规矩，那当医生就一定要有当医生的规矩。中医治病辨证论治有四个步骤，也就是"理、法、方、药"，缺一不可。现在大量的杂志、图书上的病案，包括所谓名医的医案，很多都是什么病用什么药，其结论都是讲西医的理论，居然都没有写"方"，好多都是所谓的经验处方。我不明白，怎么看病都没有

"方"呢？

我们古人创作的方是从实践中来，反复试用过千百次甚至是千万次！为什么张仲景的小青龙汤、大青龙汤、小柴胡汤、麻黄汤、苓桂术甘汤，等等，几千年长盛不衰，依旧有效呢？有人讲没有重复作用，那是没有用对，没有用对当然没效了，用对了自然有效。古人的方是从实践中来的，有几万首，常用的方都有上千首，我们为什么不用呢？所以真正的中医治病最便捷的方法是"选方"，根据这个证选这个方，把方选准了，就可以治好病。

我对我的学生特别强调要背方，方背得熟才能当好医生。我要求不高，背500首可以，背1000首那就更好了。

他们问我到底能背多少方，怎么背得那么熟？我说我也

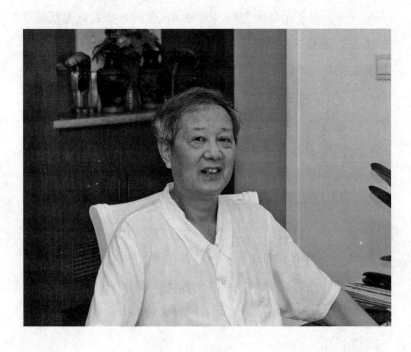

没有统计过，反正我很熟，熟到什么程度呢？第一能背；第二我不要歌诀，大量的方我不要歌诀；第三是用得熟。不光要读熟，还要背熟，更要全面理解方的作用，包括各个药物分开的作用、整体的作用。把方子一用熟，这个方就真正成了我的方了。成了我的方以后，我就可以在原方基础上有所发展、有所变化。

古人所制定的方剂是在实践中总结出来的，可以说是古人长期实践经验的结晶，我们为什么放弃不用呢？连这些基本东西都不掌握，怎么能算一个入门的医生呢？

中医治病一定要有章法。理、法、方、药，理就是辨证，辨证搞准了才有正确的治法，治法确定以后，必须选准方，方跟证如果不能对应，不能合拍，照样治不好病，古人讲方证合拍嘛！

所以我经常说，中医有两手功夫，一个是辨证，一个是施治，辨证是一手功夫，施治是第二手功夫。辨证不准，当然选方就更不准了；但辨证再准，要是不会选方，也照样治不好病，或者说只有百分之五十的效果。

三、谈中医的生命力在于临床

对谈人:要发展中医,首先应该解决哪些问题,请您谈谈看法?

熊继柏:要发展中医,我们应该认识一个基本的观点,就是中医的生命力在于临床。中医离不开临床,如果中医在临床上看不好病,老百姓不相信中医,那中医的生命力就出大问题了。而我们中医界现在明显存在有两个问题,一个问题就是虚多实少,有些人不搞实事,不搞专业,不学经典,不立足于临床,只搞假的、空的,"孜孜汲汲,惟名利是务";第二个就是中医全面西化,所有的医院都西化了。

我最近到了一个地区的中医院,医院院长请我会诊,病房里来了15位病人,病房里的主任及经治医生、主治医生都来介绍病情,可是他们给我介绍病情时没有一个人讲一句中医的术语,他们的院长也就在那儿坐。我在中间盯着问了几句中医的术语,他们基本上答不上来,他们一讲就是西医的术语,西医的指标,西医的检验结果,西医的用药,西医的诊断,全是西医的,没有一句中医的话。我想这个中医院怎么得了啊!这是一个普遍的问题。我讲实在话,原来我只知道中医西化了,我没有想到这么严重,实在是太严重了。这就不是一般的问题了啊！

为什么湖南出了一个张功耀？他要"告别中医药"，这个张功耀事件我们表面上看是一个坏事，实际上是一个好事，他给我们痛击了一掌，让我们反思，认识到中医需要振兴，一些带有根本性的问题需要我们自己去解决。如果真是不能认识到这一点，不能加以解决的话，恐怕中医的前景堪忧，估计会走下坡路，恐怕整个社会对中医的信任度会下降。

中医要如何振兴呢？关键要立足于临床；临床如何才搞得好一点，要有一批人才，要有一批真正的中医临床人才，而且一定是真正的中医临床人才。临床人才怎么培养，怎样一个培养法？我们现在中医高等院校的办学方针必须明确，你的目标是要培养什么人？当然，大学要培养综合性的人才，无可非议，但是专业不能丢啊！中医大学培养出来的应该是什么人

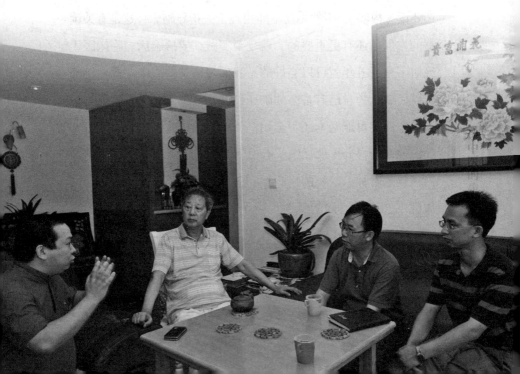

才？是中医啊！这是毫无疑问的。那中医是干什么的呢？中医是看病的，不是在外面做样子、摆架子的，一定是要看病的，那就要真正的中医临床人才。

怎样才能培养出真正的中医临床人才？第一个，就是要读书，打理论基础。读什么书？主要是中医经典，要打好理论基础。没有扎实的理论基础不可能搞得好临床，不可能有水平。这就像建高楼大厦一样，下面的基础不牢固，上面的楼房怎么建得起来呢？第二个，一定要有扎实的临床锻炼，要临床实践，这个临床实践绝对不是读一本书就可以的。有人认为搞临床读本内科学就行了，那是不可能的，《中药学》《方剂学》《中医诊断学》《中医内科学》《中医妇科学》《中医儿科学》《温病学》《伤寒论》《金匮要略》，哪一本书不是跟临床相关的？你不读这些书是不行的。你要想当名医，要想当名家，你还要上升点，还要读《内经》，不然你就不能用理论去指导临床，这是有关读书的方面。还有更重要的，就是要实践，要搞临床。临床医生绝对不是三五年就可以当好的。我们现在有些人搞了两三年临床以后就认为自己有蛮多的临床经验了。你有什么经验啊？古人的东西你可能根本还不会用，何况你临床才看了几个病啊？我们现在分科分得那么细，心血管科就是看心血管的病，神经内科就是看神经内科的病，呼吸科就是看呼吸道的病，其他的你都不知道啊。你就看这么一个病两个病，你能看几个病人啊？你能看好几个病呢？这哪儿是真正的中医啊？所以我说中医的临床不是三年五年学得到的，一定是十年以上，乃至于二十年以上，而且要扎扎实实，要埋头苦干。

而且中医还一定要搞中医的临床，如果搞临床只是挂中医的牌子，天天只是依靠血压计、听诊器、化验单，看一下化验单，开点西药，开点中成药，你这是什么中医啊？根本和中医没有挨上边，那是标准的西医。这样的中医怎么搞得好，还是搞不好临床。

　　所以要培养中医人才，要造就一代真正的中医临床人才，我认为要具备以下三个条件：第一，不蠢。不能蠢，蠢人绝对学不好中医，我讲的不蠢其实说得好听一点就是聪明，既要思维敏捷，更要有悟性。学中医是要有悟性的，要悟得透，要悟得到。就像我们讲的脉诀，它是可以意会不可以言传的，它有些东西是靠你感悟的，用语言讲是讲不清的。比如说滑脉是"如盘走珠"，涩脉是"轻刀刮竹"，浮脉是"水上浮舟"、"空中吹毛"，这些话就是古人的一些描述，从字面上看怎么搞得清啊？又比如说白色就一定要"白如鹅羽"，黑色就一定要"黑如重漆色"。这是古人的描述，它是要你去领悟的啊！

　　第二个就是不懒。你再聪明，如果是一个懒汉，一个懒虫，那也是不行的，学中医一定要聪明加勤奋。怎么个勤奋法呢？第一要勤奋读书，要读大量的书。我们现在的中医研究生有一个普遍的现象，就是不认真发奋地读专业书。他读书了没有？读了！读什么书呢？他读的是外语书，他的重心不是放在中医的专业上。为什么我这么讲呢？我现在碰到的研究生不光是湖南省的研究生，还有外地的，多数人一碰上临床就讲不出中医的话了。我上临床时对他们的要求是我动嘴说，他们动手写，我说中医的术语，他们写的时候不熟练。我一讲到什么汤方，他们有时就傻眼了，眼睛就瞪起了，甚至常用方都不知道，更不用讲特殊的方。特殊方你不一定都要晓得，但常用的方你要知道啊！《金匮》的方，《伤寒论》的方，《温病条辨》的方是最常用的，这应该知道吧？《汤头歌诀》上的方应该知道吧？这就说明一个问题，说明专业书读得不好。

还比如说作学术报告的时候，一讲到经典的文章，有的学生基本上就搞不明白了。听完了，他还问你一个问题："你刚才讲的那个我还没听清楚，那个怎样讲"。他不是没听清楚，其实是他没有读过。

有人把《金匮要略》里的"千般疢难，不越三条"的"疢"字居然写成"惩罚"的"惩"，我当时哭笑不得，这就说明读书没有认真。所以我说一定要勤奋读书。

"不懒"的第二个方面是要刻苦实践，实践必须刻苦，"不懒"就是要勤奋读书、刻苦实践。

第三个就是老师不糊涂。老师不糊涂，换句话讲就是要有明白的老师，要真正成为中医临床人才，还必须要有名师来指点你。这个老师是带路的啊！老师不仅是带路的，而且是发蒙解惑的，"师者所以传道授业解惑也"。更重要的是解惑啊！他能解惑，这个就是名师，这是高级的。

所以我要讲这个"三不观点"。我们湖南省卫生厅的老厅长——刘家望厅长听完了我的这个观点后，他在报告的时候把我的话拿出来讲了，说"要真培养人才，就要按照熊教授的'三不观点'去要求"。

对谈人： 你远赴重洋给阿尔及利亚国家总统看病的事迹已经成为中医界的美谈，这也成为近几年您发表的"中医的生命力在于临床"观点的最好注释……

熊继柏： 我给外国人看了不少病，中医要走向国外，完全依靠临床。假如我去跟总统先生讲道理，我给他讲阴阳五行，给他讲脾胃主中焦，土能生万物，即使是给他讲三天三夜，也起不了作用，只有给他把疾病的问题解决了，他才能相信你。这不就是很硬的道理吗？"硬道理"就是要立竿见影，能解决问题。否则再夸夸其谈，再发表论文，也起不了什么作用！

中医要提高自身的威望，关键在于临床。第一，从中医的历史来看，中医的价值来源于临床。中医在中国有几千年的历史，人民群众都是相信中医的，为什么相信中医呢？因为几千年以来，中国人民完全是依靠中医防病治病，特别是能治病，所以就相信中医。你能解决问题，能看病，他们才相信你。

第二，中医与西医相比较，优势只有临床。中医的核心是辨证施治，没有辨证施治，临床治病没有好的疗效，中医就不可能有生命力。中医强调辨证施治，西医强调是对症治疗。跟随我上门诊抄方的学生都知道熊老师会治病，但到底会治哪些？我自己都不知道。因为中医治的是"证"而不单是"病"。要问熊老师擅长治什么病？我也不知道，因为中医过去是不分科的，我学的中医就是没分科的。但是严格来讲我也分了科，因为中医至少分外科和内科，我的祖父的是外科，我恰恰没学到，我祖父的骨伤科学得很不错，我没有专门跟祖父学，没有机会学到，我学的是中医大内科。

吴鞠通为什么讲"学医不精不若不学医"！因为有些病人不是死于病，而是死于医。寒证诊断成热证，虚证诊断成实证，小病诊治成大病，病人虽然当时没有死，可实际上是庸医把病人误治而死的。所以古人对医生的要求就很严格。孙思邈讲"不得道听途说，而言医道已了，必须博极医源，精勤不倦"，这是孙思邈的要求。《扁鹊仓公列传》里讲"人之所病病疾多，医之所病病道少"，都是对医生提出的要求。所以我们做医生的，不学则已，既学就要学好。不一定能学精，但一定要学好。

我在50多年的临床生涯中，不仅天天埋头苦干搞临床，而且我还在不断地学习。当然，让我现在去总结，基本上来不及。你看我昨天下午到株洲，看了50多个患者，今天上午又看了80多个，这100多个病人把我累得"人仰马翻"的，还搞什么总结，这是精力不够了。但我还是在不断地学习，因为不学习就不可能有提高。做到老，学到老，中医学学无止境啊！

四、谈中医的特色和优势

对谈人：中医本身是一门医学，也是一门诊疗技术，同时也成为中国文化的一部分。从《黄帝内经》的角度，您认为中医学理论与西医学相比，其基本特色和优势何在？

熊继柏：一个最重要的方面，中医注重整体观，西医注重微观，这是一个很明显的区别。中医整体观表现在两个方面，一是中医把人和自然界看作是一个整体，我举几个例子：我们读的《黄帝内经》中始终贯穿这种整体思想。比如《素问·四

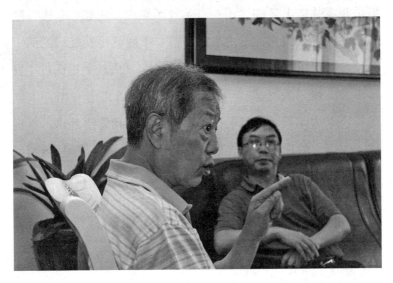

气调神大论》论人与四时相适应时说："春三月，此谓发陈，天地俱生，万物以荣，夜卧早起，广步于庭，披发缓形，以使志生……此春气之应，养生之道也……夏三月，此谓蕃秀，天地气交，万物华实……此夏气之应，养长之道也……秋三月，此谓容平，天气以急，地气以明……此秋气之应，养收之道也……冬三月，此谓闭藏，水冰地坼，无扰乎阳……此冬气之应，养藏之道也。"为什么人要顺应自然，要顺应四时来养生？就是因为人生活在天地之中，人与自然是一个整体，"人与天地相应也"。

《内经》中还有"运气学"，可以预测自然界运气的变化。预测运气变化的目的是什么呢？就是预测它对人体有什么影响。我们推断自然界运气的变化，就可以推断人的疾病变化，并用来指导具体的治疗用药。近几年来气候越来越变热了，这是人为的破坏所形成的，它与古代的运气规律有很大的区别，但是我在临床上还多少用一点运气学知识。比如"非典"刚开始的时候，我就推断出当年第二个季度就是发疫病的那个阶段。再比如今年是丁亥年，丁壬化木，《内经》里面讲"岁木不及，燥乃大行。"凭这一句话，就可以得出一个基本结论，今年估计天旱的时候比较多。这不是我凭空乱讲，是根据《内经》的理论，人与自然是相互影响的，今年是厥阴风木司天，厥阴风木司天与今年的大运木又是相同的，这种情况《内经》里称为天符年。天符年是什么情况呢？"其病急而危"，所以今年的患病应该是急症比较多。我的脑子里已经装了这些知识了，我看到今年的年份就要考虑到今年的发病急症比较多，燥气比较重。再比如今年第二步运气应该是三阳，三阳是太阳寒水，太阳寒水就是我们当前第二步运气，那这一步就有寒流了，若寒流过多，伤人致病，就可能有大寒证出现。春温之气受寒气郁遏，往往可以频发寒热病。今年如果有传染病，就应该出现在冬季，因为冬寒之季正值客气相火主事的时候，很可能会发生温热病。这就是我的预测，这种预测就根据一个原理——人与自然是相通的，人受自然界气候的影响。没有这些知识，你就不能当一个运用运气学说的医生。

又比如《素问·异法方宜论》讲："一病而治各不同，地势使然也。"中国地大物博，领土范围广泛。我到了海南岛才明白，海南岛的土居然是红色的，因为南方主赤色。东南西北中，地域不同，所以讲"一病而治各不同，地势使然也。"地域不同，治疗就不同，这就是"人与自然统一"的规律。

中医的另一个整体观就是把人的生理机制和生命活动视为一个整体。人体以五脏为中心，形成五脏生理系统。中医治病必须在这个整体观思想指导下进行辨证论治，决不是只注重局部，注重微观。

对谈人：人的身体随着气候、地域不同，而有不同的生理病理现象。中医怎样考虑治疗与地域的关联呢？

熊继柏：为什么温病学家大多出自江南？张仲景虽然用了白虎汤、承气汤、黄连阿胶汤，都是清热泻火的，但是他毕竟对温病的认识还不够深入。尽管张仲景有"太阳病发热而渴，不恶寒者为温病"的说法，给热病取了个温病的名称，但张仲景毕竟没有提出系统完整的治疗温病的理法方药。为什么呢？因为他不是南方的人，他所接触的面主要在中原地带。而温病学家吴鞠通、叶天士、王孟英、薛生白全是江南人，所以他们对温病有着切身体会，他们在临床中运用更有切身体会，所以就形成了一整套温病的临床辨治体系。应当想到，古人在实践中所形成的理论，与他们接触的面是直接相关的。比如《内经》中讲诊断，古人的接触面是个什么情况，他就只能举他所接触面相关的例子。《内经》讲"赤欲如帛裹珠，不欲如赭；白欲如鹅羽，不欲如盐。"古人举例说白色要白得像鹅毛。如果是今天我要表达《内经》的这个意思，我就会说"白如电灯管"，因为我接触的白色可以用电灯管比喻。而古人那时候没有电灯管，就只能用他们接触多的鹅毛来比喻。

为什么温热派医生多出自北方，而清凉派的医生多出自东南？因为那个时候不像我们现在这样交通发达，他们大多只能局限在生活地的那个领域。叶天士做医生那么好，那么了不起，也只能局限于他所在的那个地域。不像我现在这个时代可以看全国的病人，有机会到全国去看病。当然，我的学问绝不能跟一代杰出的大师叶天士相比，但我现在接触的面比清代时期要广，北到东北、南到海南的患者我都可以碰到。我有切身体会：陕西人的被子、衣服洗了不要到外面去晒，就放在房子里面一天就干了。而在长沙行不行呢？绝对不行！作为我们当医生的来说，就应该知道西北（如陕西、新疆）的气候特点表现为风燥之气，多燥气，多干燥，北京也是这样。而东南（如长沙、海南）的气候特点表现为湿热之气，所以东南边的患者脚气特别多。南方人到西北之后，就容易嘴唇开裂，鼻子出血，这是火吗？不是，是干燥。这就是气候、地域使然。而西医是不重视这种地域影响的。

对谈人：您刚说"人体本身是一个整体，中医看病毕竟是看整体，是在整体观念指导下的辨证施治。"这种整体观如何具体落实到临床看病之中呢？

熊继柏：人有五脏六腑，人体的四肢百骸、五官九窍和皮、毛、筋、骨、脉，全是五脏所主，人体十二经脉全是五脏所主，人体五脏六腑都是相联系的。所以人不论什么生理表现，不论什么病证，都要考虑到五脏这个整体。不能只考虑到局部的病，若只考虑到局部病，就不是一个真正的中医。真正的中医首先是注重整体观念，然后是辨证论治。

中医重视的是功能，西医重视的是器质。比如西医讲心脏就是心脏，脾脏就是脾脏，肝脏就是肝脏，只重视这个局部的器质性病变，西医是以解剖学为基础的。我举个例子，肝脏病变中可以有肝脏肿块、肝脏硬化，肿大或者硬化到什么程度，西医都可以检查。再做个血液检查，看看谷丙转氨酶是不是高了，是大三阳还是小三阳，西医的焦点始终是围绕肝脏本身，主要在肝脏这一块，没有拓展到其他范围。中医就不是这样，虽然"解剖"二字出自《内经》，但是我们重视的不是器质，我们重视的是功能。肝，肝藏血，血液调节失职是肝的病变。血压高了、低了与肝有关系；月经不调与肝有关系。肝主气机主疏泄，气滞要治肝，胃疼打嗝要疏理肝气。肝主筋，其华在爪，抽筋要治肝，爪甲有病要治肝。肝与风气相通，所以《内经》讲："诸风掉眩，皆属于肝"。眩晕的，震颤的，摇摆的，抽筋的，以动为主的，一律都要治肝风。为什么？它病在肝。肝经经脉绕阴器，循少腹，贯胁下，至巅顶，这个范围的病都是在肝的一个"大马路"上，肝脏所主的"大马路"出了问题就要治肝。肝开窍于目，目有病，首先要考虑肝。

《内经》里面讲整体观的原文多得很，我就不多讲了。人体是以五脏为中心的整体，我们中医无论是讲生理还是讲病理都要从五脏系统考虑，要考虑五脏功能系统。

对谈人：请您谈谈中医的真正精髓是什么？

熊老：中医真正的精髓就是整体观念指导下的辨证论治。一个中医能不能当一个标准的中医，能不能当一个"上工"，关键就在于你是否掌握了辨证论治。所以我一贯强调，中医治病必须辨证论治，尤其是在当代更是必须强调。

辨证论治其实就是两个方面，一个是辨证，一个是施治。辨证的前提是什么？第一是诊断学，没有非常熟练的诊断学知识，没有非常敏捷的诊断本领，不可能去辨证。因为要把病人的全部主症、兼症、特点、舌象、脉象全部抓住，要不然怎么分析，怎么判断，怎么辨证？你就辨不了！这是一个前提。

诊断学知识中望、闻、问、切是缺一不可的。凡是跟我上门诊的学生都知道，我问诊都是单刀直入，都是有针对性、有目的的。我看舌是非常认真的，特别仔细的，我甚至有看两次，还有看三次的时候。对于重要的病，复杂的病，我看脉也是非常认真的。

　　我们的望、闻、问、切就是我们的看病手段，中医绝不是按照西医的检验单、报告结果去看病，那些东西对中医有一定的作用，只是参考而已，借鉴而已。不论西医检查是什么结论，到我们中医面前，都要按照我们的思维逻辑去分析去辨证。比如肺癌，有属于痰热壅滞的，有属于瘀血的，还有属于虚证的。再比如乳中长结块，它属于常见病，一般用疏肝消瘰丸。但如果是虚证，乳上长了个结块，饭都吃不下，脸色焦黄，还用疏肝消瘰丸吗？不行的；一定要先治其虚，那还要用香贝养荣汤或六君子，这就是辨证。没有这样的诊断知识，怎么判断它的虚实寒热呀？所以诊断学是非常重要的。

　　我们在临床上经常有这样的情况，往往一个舌象，一个脉象，可以发现疾病的癥结所在，张景岳不是有句话叫"独处藏奸"，就是某一点上往往藏着疾病的癥结所在，我们往往可以从一点上来发现疾病的独到之处。对于那些虚实寒热错综复杂而真假难辨的病，我们尤其要善于察觉这个"独处藏奸"。所以我认为中医不仅要有一定的功底，不仅要有一定的经验，更要有敏捷的思维反应，我讲的就是这个道理。

　　举个例子，有一次长沙商业医院请我去会诊，是五十多岁的一个女病人，患痢疾，拉脓血十多天，越拉越凶，拉的是纯鲜血，夹一点点脓，高烧不退。病人脉数而疾，舌绛红无苔。绛舌意味着热入营血，用一般的方怎么治得好呢？西医肯定是用抗生素，中医肯定给她开的是黄芩、黄连这样的药。但舌绛红无苔标志病已热入营血，我给开的方是犀角地黄汤，很快就治好了。这就是我们中医的诊断功夫，所以我讲辨证的第一个前提就是诊断。

第二个前提就是要熟悉辨证的法则，如果不熟悉辨证的法则那就会无从辨起。我们很多的医生一上临床不知道怎么辨，一个病他只知道用一个方，比如治疗哮喘，统统用一个方——射干麻黄汤，如果病人是个热哮，那就麻烦了！关键在于他不知道辨证。为什么不会辨证呢？中医的辨证法则没掌握。

我们中医的辨证法则确实多，有八纲辨证、脏腑辨证、经脉辨证、气血津液辨证、六经辨证，还有卫气营血辨证和三焦辨证。这么多的辨证，怎么弄得明白？其实中医的辨证归根结底就是八纲里面的六个字——表、里、寒、热、虚、实。阴阳是个招牌，辨证的落脚点关键就是这六个字。这六个字我把它再简化就归结为两点：第一是性质，病邪性质是寒邪还是热邪，还是风邪，还是燥邪，还是湿邪，还是痰饮，还是瘀血，这个性质要搞清。第二是部位，中医讲的部位不是西医讲的解剖部位，中医是讲脏腑，是讲心脏系统、肺脏系统、肝脏系统、脾脏系统、肾脏系统，或者是在上、在下，在表、在里，在哪条经脉，这不就是部位吗？说得具体一点，脏腑、经脉、表里、上下，这就是我们要讲的部位。这些知识如果没掌握，就治不了病。因为中医用药有入脏腑的，有入经的，有走表、走里的，有走上、走下的。对病变性质的诊断尤其重要，本来是个热证，还给他吃干姜、附子，那不是害人的医生吗？八纲辨证也好，脏腑辨证也好，三焦辨证也好，卫气营血辨证也好，六经辨证也好，都是围绕这两方面来进行的，一个是性质，一个是部位。只要把这两方面抓住了，辨证的基本要领就掌握了。其实这是一个捷径，也可以说是一个秘诀，这是我几十年临床摸出来的一个秘诀，这个秘诀从哪来？从理论和实践不断结合印证中来。首先我把这些辨证方法全部掌握熟练了，在临床上摸索摸索，逐渐发现原来规律是这样的。就与钥匙开锁是一样的，钥匙放进去锁就开了，你用锤子打都不一定能打开，就这么一个道理。

辨证就这么两点，一个是诊断的功夫要到家，一个是思维方法要准确，这样才是真正的辨证。辨证只是我们中医的一手功夫，这个功夫你掌握了，下一步就为施治提供了准确的前提和依据。

施治如果跟不上，病也照样治不好，所以施治这块也很重要。我经常讲，这就像是经济建设和文明建设，我们一个是辨证，一个是施治，"两手"都要"硬"。施治的重点在哪儿？比如这是一个表寒证，我就辛温解表；这是一个风热证，我就辛凉透表；这是一个内热，我就清热泻火。这似乎只是文字功夫，所以我们现在的一些病案、报道就注重这东西，只是文字功夫，文字以后就是空架子，就没有了，这就落到虚处了，没落到实处。你文字写得再准确，病人发高烧了，40度，清凉解毒，退烧消炎，文字写得再好，却退不了烧，因为施治没落到实处。这是个死道理，关键在哪？关键在用方，我们治病的关键是方，而不是法，也不是药。方的前提是法，但法的后面要选一个很准确的方。我就举例讲一个风寒感冒，最简单的风寒感冒，假如我和学生小刘，小刘得了风寒感冒用什么方，比如我得了风寒感冒用什么方？又有一个小孩得了感冒你用什么方？这就有区别，这就是奥妙所在，这就叫因人因证选方。我得了风寒感冒，我是一个大虚体，我绝对不能用麻黄汤，绝对不能用荆防败毒散，至少我要用人参败毒散，或者用玉屏风，或者用新加桂枝人参汤。你们年青人得了风寒感冒，轻则用荆防败毒散，重则用麻黄汤，这就不一样。如果这个人是产妇，你还能不能这么用？当然不能这么用。怎么用呀？或者用新加桂枝汤，或者用人参败毒散，所以选方非正确不可，辨证论治的关键就在于两手要衔接起来。

我随便举几个病例，我先讲一个很早的病例，1967年有个病人，是农村的，一个女孩子，还没结婚，开始是感冒，感冒没几天接着就昏迷，被抬进医院，在医院整整四天发低烧，昏迷不醒，跟植物人一样，医院没办法就请我去会诊了。病人牙关紧闭，像抽风一样四肢僵硬，进医院就没讲过话，没吃过东西。我把护士喊来，让她把牙齿撬开我看看，结果牙齿一撬开，一口白涎就流出来了，好厚的舌苔，喉咙还有痰响。我问病家她过去有什么病史，她没有抽风，不是癫痫，又没有半身不遂，又没有口眼歪斜，不是中风，得了什么病呢？我判断是感冒引起的，这就是一个湿热夹痰浊蒙蔽心包证，是吴鞠通所说的"湿热蒙蔽心包"。《温病条辨》里记载邪入心包有两个证，一个是热蒙心包，一个是痰蒙心包，这不就是痰蒙心包吗？热蒙心包一定是胸腹灼热，舌绛无苔；而湿热夹痰浊蒙蔽心包，一定是舌苔厚腻而黄白相兼。就凭舌象，我判断这是痰浊蒙蔽心包。于是我给病人开的是菖蒲郁金汤原方，因为菖蒲郁金汤就是专门治湿痰蒙蔽心包的。处方开了，却发愁这药怎么灌进去，因为病人牙关紧闭呀，我看舌都是用镊子把牙齿撬开的呀。西医说没问题，他们可以从鼻子里灌。于是就这样灌药灌了两天两夜，就把病人灌活了，这个病人现在还活着，跟我年纪差不多，这是一个典型病例。这个病例之所以取得这么好的效果，就是因为望舌，一下抓住了这个特点，就像张景岳讲的"独处藏奸"。

再举一个特殊病例，我一个老朋友的侄子，在农村当支部书记，今年过年的时候一餐喝了一斤酒，喝第三餐的时候倒了，酒醉了以后12小时没醒，着急了，被人抬到医院。本来是酒醉了进去的，一检查倒好，发现肺上有个肿瘤，转到湘雅附二院，确诊肺部肿瘤没错，再跑到肿瘤医院又一查，确诊肿瘤没错，而且是恶性的，两家医院都敲定了诊断是肺癌。病人就三十多岁，医院查他肿瘤长在一个特殊部位，第一不能手术，第二不能化疗，只能做放疗。放疗了几次以后，病人两只脚象车水一样蹬，乱蹬乱打，坐立不安，于是把他弄回家了。我朋友给我打电话"我侄子得了怪病，没办法，你快来帮我看。"我去了一看，病人把脚放在茶几上乱蹬，他叔叔一说"客人来了，不能这样。"他就把脚放下来在地板上蹬。于是我们开始了问诊对话。我问："晚上蹬不蹬呀？"他说："蹬呀，半个月蹬坏了三床被子。"

"睡觉蹬不蹬呢？""那要很晚睡着了才不蹬，只要一醒，脚乱蹬乱打，手又不动，只有脚动。"

我问："你是怎么要蹬的"，他叔叔说他神经有毛病。

我又问："你腿疼吗？"他说"不疼呀。""腿麻吗？""不麻。""腿酸吗？""不酸。"

"你为什么要这么搞呢？""腿要这么搞的，不是我要这么搞的，我不蹬打就不舒服。"

我说："他神经没问题呀，我问什么他答什么，我有问他必答，而且反应比较快，神经有什么问题啊？"我当时想：脚就这么蹬就这么打，真是一个怪病。于是我又问他："你走路走不走得啊？""走得。""你头昏不昏啊？""我不昏。"

我于是又让他走几步给我看看。他一走就摇摇晃晃，就象喝酒喝醉了走路走不稳那种感觉，他实际上还是腿走不稳。我又问他有没有肺癌的症状，结果肺癌的症状他一个都没讲出来，没有胸部闷、胸部疼、咳嗽、气喘、吐血，根本没有肺癌的症状。就是两条腿像跳迪斯科舞一样地这么拍打，速度很快，打得地板呱啦呱啦响。

观察了半个小时，我发现他脖子以上冒热汗，热气腾腾，象蒸蒸笼一样的，热气就这么冒。我问他是不是一天就这么头上冒汗？他说："我一天就这么冒汗，就头上热。"我一查脉是一个细脉，细而略弦。舌苔是一个正常苔，舌苔薄白。

这是什么病？这就要辨证了。西医认为就是肺癌以后做了放疗开始的，放疗以后就出现这么一个怪症状。这个蹬腿的症状怎么解释？兼证就是头上冒热汗，走路摇摇晃晃。这是什么病呢？这就只能按照中医的逻辑思维去分析。他没有典型的寒象，又没有典型的热象，也没有典型的瘀血象，没有典型的痰饮象，这是什么病？

这就是风，"风胜则动"，"风性善动"，"诸风掉眩，皆属于肝"，是肝风内动。我没有其他办法，只能给他作肝风内动治。辨证是肝风，用什么方呢？好多方都可以用。天麻钩藤饮是治肝风的，大定风珠是治肝风的，补肝汤是治虚风的，镇肝息风汤也是治肝风的，钩藤饮也是治肝风的，羚羊角汤也是治肝风的，选哪一个方？没有典型的热象，他有头上冒汗，是虚阳上亢，那不就应该用镇肝息风汤吗？于是我就用一个标准的镇肝息风汤。

开完了药以后，我加了一味药，我加这味药是出于两种考虑，一个考虑他是肺癌，我们治肺癌要用犀黄丸，犀黄丸里有麝香，有犀牛黄。我不需要麝香，我选了一味犀牛黄；第二个考虑是犀牛黄有很好的镇痉作用，也只是多几块钱。并告诉他叔叔我开了 3 克犀牛黄，分 10 天冲服。我让他先吃十付药再说。

十天之后，电话打来了，病人吃完第七付药两腿蹬动停止了，十付药吃完了，腿完全好了。

几个月以后，我的学生小谢去湘雅附二院问那个主任医生，医生说那是"虎眼征"，是外国病名（Hallervorden-Spatz综合征）。这个病名虽然我是第一次听到，却治好了这个怪病，这就是辨证论治的功夫。

中医如果不能辨证论治，像这样一些非常古怪的病，你怎么治？所以，中医如果离开了辨证论治，是不可能体现真正水平的。无论是内科、妇科、儿科，包括皮肤科、外科，都是一样的，都是必须辨证论治的。这才是中医真正的精髓，真正的核心。

我还讲一个病例，去年来了一位女病人，45岁，浑身发痒疹。在当地治疗，几天后痒疹就变成疱疹了，变成疱疹以后马上就送省湘雅附二医院。几天以后这个疱疹就开始脱皮，全身皮肤大面积剥脱，医院通知病危。我当时看的时候病人全身有60%都是脱皮的，特别是四肢、胸背，除了面部还好以外，其他地方都是脱皮的。疱疹脱皮，西医称之为大疱性剥脱性皮炎，这是危重病症，所以附二院下了病危通知。这个病人是用担架抬到我门诊部的，根本不能起来，我在担架旁给她看脉，看的时候我把她的衣服稍微动动她都哎呦一叫，因为她没皮啊，又是穿的布衣服，那真的是惨不忍睹，皮肉鲜红，夹有血渍。病人发低烧，舌绛红无苔，还有鼻出血，牙齿出血，口干，便秘，身上还有稀疏的斑疹。

这不就是热伤营血吗？我用的是犀角地黄汤合增液汤。你可能怎么想都想不到犀角地黄汤合增液汤怎么能治疱疹呢？怎么能治脱皮呢？因为病人的家离长沙很远，于是拿了一个月的药回去。一个月后病人自己走进诊室，全身都长皮了，长的全是黑色皮，疱疹已经没有了。

这就让人捉摸不透了，犀角地黄汤合增液汤哪里有记载能治疱疹呢？哪里有记载又能够治脱皮呢？儿科里面有个初生儿无皮，这个病我曾经治过一例，我当了五十几年医生也只看到一例初生儿无皮，而且不是全部无皮，只是很多地方没有皮，皮很嫩。按照《医宗金鉴》的记载，是因为大人有梅毒，才造成出生的小孩无皮。初生儿无皮跟这个病人也不一样啊。那我这是针对什么治的呢？我是甩开她那个疱疹症状，针对她那个疾病的本质。病邪是热，伤的是阴血，伤了津液。于是用增液汤增津液，用犀角地黄汤清血分的热。这样居然把那个疱疹治好了，这就是辨证施治的奥妙所在。

　　所以我们中医真正的本领就是辨证施治，精髓就是辨证施治。只要真正掌握了辨证施治的本领，临床上的功夫和作用是不可估量的。

五、谈中医治病的特点与法则

对谈人：请您还讲点有关中医治病的特点和方法。

熊继柏：好吧，我再补充讲一讲中医治病的特点和治病的法则。中医治病的特点我已经提了几次，就是四个字——辨证论治。中医要辨证论治，究竟怎么辨证论治？前面已经提过怎么辨证，怎么选方，就是讲中医的基本法则，就是一定要辨证，辨证以后一定要选方，选了方以后才能开药。

这就叫辨证施治，因证选方，因方遣药。

辨证论治，一定要理、法、方、药四点俱备，这是中医治病的基本原则，也可以说是基本步骤。它有些具体的治法，有些具体的法则，这些是很重要的。

中医治病具体的法则与西医究竟有些什么不同？西医治病重视对症状治疗，什么症状就用什么药。比如感冒了，发烧，就给吃点解热镇痛药，还加一点维生素，加一点抗生素。基本上每一个西医治感冒都这样，都是这个基本的用药，用药模式都这样。存在的区别可能会在维生素方面，有人用这种，有人用那种，只是药品等级不一样，或者是来源不一样。病人发起烧来，都是一个模式——对症治疗。可是中医治感冒绝对不能搞对症治疗。中医治感冒要分清风寒、风热、夹湿、夹暑、夹燥、气虚，这是最常见的六种感冒。风热的要用银翘散，或者桑菊饮；风寒的要用荆防败毒散，甚至麻黄汤，或者葱豉桔梗汤；夹湿的要用羌活胜湿汤，夹暑的要用新加香薷饮，夹燥的要用桑杏汤；气虚的要用玉屏风散。这就说明中医治病和西医不一样，没有那么简单。并不是每个中医都可以用那么一味药几味药来解决问题。所以说，中医治病一定要整体辨证，决不能对症治疗。

再比如风湿性关节炎，症状就是肢体关节疼痛，中医称为痹证。西医完全是用几种止痛的药，或抗风湿的药，轻则用一般的止痛药，重则普遍都用激素加抗生素，抗生素就消炎，激素就止痛，就这么两个作用，西医的整个模式基本都是这样。当然，一开始确实有效，但是激素用久了以后就有副作用了。搞到最后，三年五年，激素用久了，人就开始变形，变成一个臃肿难看的样子，甚至脸色发红，身上长毛，最后甚至股骨头坏死，就没办法了，最终结局是这样。当然，我不否认西医，我不是说西医治不好，也确实可以缓解症状，但是总体趋向不是很好。西医用药就是这么一个模式，没有别的办法，没有其他的药。

可是中医治痹证就不是这样的，要分风痹、寒痹、湿痹、湿热痹，甚至还有痹证日久的气血虚弱证，还有痹证日久的气血瘀滞、经络不通证。比如说这个病人风湿性关节痛，又冷、又怕风，天气一变化就厉害些，或者是肿。这个要么是风痹，要么是寒痹，要么是湿痹，我们要用不同的方药来治疗。以风

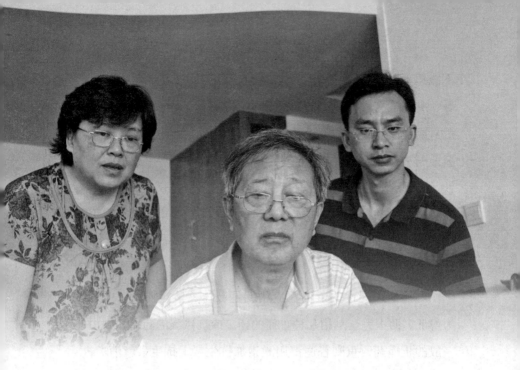

为主的，疼痛游走不定，用防风汤；以寒为主的，疼痛恶寒，用乌头汤；以湿为主的，又肿，又重，又酸痛，就用薏苡仁汤。这是最常见的。还有湿热痹，肢体肢节又红，又疼，又肿，又有烧灼感，包括西医讲的痛风，就属于中医典型的湿热痹，要用二妙散、加味二妙散，或四妙散，或者吴鞠通的宣痹汤，这种病在临床特别多见。

你看我们中医治关节炎，治关节疼痛，那绝对不止一个汤方，绝对不只几种药。如果是痹证日久，病人身体已经非常虚弱，还得用独活寄生汤或是三痹汤。如果是病人的关节肿大，已经变形了，或者是麻木，手足都不能动了，这是经络不通，还得用身痛逐瘀汤，或者用虫藤饮，要通经络，要疏通血脉，要活血化瘀。哎！这就是中医治病的奥妙所在。说到底就是中医治病一定要辨证论治，西医治病是对症治疗，这是两者的截然不同点。

如今有好多病人告诉我自己患的是什么病，讲一个西医的病名，让我开点药。我说我没法给你开药，因为中医看病是一定要看人。病人立刻会产生疑问：那你为什么还要看人，我西医的检查报告都在这儿，这不就是个关节炎，不就是个风湿病吗？他不知道，中医要分清是风、是寒、是湿还是热，还是瘀阻，还是气血虚弱，还是肝肾虚损。我们必须搞清楚，决不能随便开几味药。假如是个湿热痹病人，你开个独活寄生汤，绝对只有吃了会厉害些；假如是个寒证，你给他开个二妙散，绝对只有吃了会加重。这就是中医治病的奥妙所在。其实中医治病有些基本的法则，这正是中医治病的特点。

中医治病最关键的法则有以下几个：

第一就是治病求本。治病要推求疾病的本质，要找出疾病的原因，这就叫治病求本。我刚才谈到的风湿性关节炎，就是中医的痹证，其实就是例子，它的治疗就体现了治病求本，推求疾病的本质。同样是关节疼痛，同样是一身肢节痛，我们一定要搞清楚它的原因是风邪，或是寒邪，或是湿邪，或者风、寒、湿邪都有，还要辨别以谁为主，或者是湿热。这不就是我前面讲的辨证，不就是治病求本吗？还要辨别他的病以哪个脏为主，是上肢痛得厉害些，还是下肢痛得厉害些？一方面辨别病邪性质，一方面辨别病变部位。这就是推求本质，针对疾病的本质治疗，称为治病求本，这点非常重要。

比如我们治肝炎，西医认为肝炎就是肝脏的问题。中医治肝炎没那么简单，湿热伤肝，这是一种肝炎，要清泄湿热；

是肝脾失调，要治脾；还有肝肾亏损、肝脏瘀血的问题，还有水气停聚形成腹水腹胀的。我们必须要搞清楚，是属于湿热，或是属于寒湿，或是属于瘀阻，是属于肝与脾还是肝与肾的亏损失调的问题。必须搞清这些，才能分别施治，这就是治病求本。

又比如治咳嗽。咳嗽就是一个表面症状，而中医治咳嗽没那么简单。首先辨清是外感咳嗽还是内伤咳嗽，外感者有属于风寒的，有属于风热的，有属于风燥的；内伤咳嗽有属于痰饮的，有属于肝火犯肺的，有属于脾湿影响的，有属于肺阴虚的，有属于肾阴虚的，或者是肺肾两脏阴虚的。应该诊断辨证之后再因证施治，这就是治病求本，一定要针对病的本质去治疗。我们治病不是针对表面症状，而是针对疾病的本质，这就是要害所在，所以中医治病是治根本的。有老百姓讲西医是治标的，中医是治本的，老百姓的这个话是有道理的，当然不完全正确，不尽然。但是，说到底中医治病是针对本质的，这是一个雷打不动的法则，是第一个法则。

第二个法则就是平调阴阳。平调阴阳是个大法则，也叫协调阴阳。《内经》有句话叫"阳病治阴，阴病治阳。"阳病怎么要治阴，阴病怎么要治阳呢？它是从平调的角度出发，它在认识上有一个前提，就是"阴胜则阳病，阳胜则阴病。"这条原文出自于《素问·阴阳应象大论》。"阴胜则阳病"怎么理解？阴偏胜，阳就受伤，这就是"阴胜则阳病"。那么这个阳病了以后要治谁？必须治这个阴胜，因为是阴偏胜导致了阳病。阳受了病，虽然这个阳是偏虚，但要治阴。我们读书应该读到无字之处，叫举一反三。我们要逻辑推理，要辨证，要一分为二地来看。"阴胜则阳病"，这个阳病是虚的，阴胜是实的。现在假如不是阴胜，是阴虚，阴虚造成阳亢，这不也是阳病吗？这也是阳病，这个阳病还是要治阴吗？那就换了，那就要补阴，滋阴来潜阳。阴胜，阴偏胜就是阴寒太胜，伤了阳，那我治的时候要治阴，要驱阴寒来扶阳气。如果是阴偏虚，造成阳亢，阴虚阳亢，那我照样还是要治阴，就是滋阴来抑阳，这种情况不就是阳病治阴吗？

好，我刚才只讲了阳病治阴，再讲"阴病治阳"。现在如果是"阳胜则阴病"，阳偏胜就伤阴。临床上阳热亢盛后伤阴的情况很多，比如张仲景讲的阳明病，用白虎汤，大热，大汗，大渴，脉洪大，大汗出，脉芤，气短，伤了气和津了，要用人参白虎汤。张仲景的阳明病、少阴病的三急下，用大承气汤急下，腹满，潮热，不大便，口干，舌燥，甚至于神昏谵语，要用急下的方法；或者是下利清水，色纯青，心下痛。对于这种急下证的治疗都有一个基本的原则，那叫急下存阴，那都是阳热太盛伤了阴。温病阳热伤阴就更不用说了，凡是急性热病都是伤阴的。所以温病的后期特别注重养阴，加减复脉汤，二甲复脉汤，三甲复脉汤，乃至于大定风珠、增液汤，都是属于治阳热养阴的方子。这个阳胜则阴病，阴受了伤，你要治谁？"阴病治阳"，就要先清阳热，泄阳热。这个急下以存阴，大承气汤急下以存阴，不就是治阳热吗？另外一种阳虚阴盛，反过来讲，如果是阴胜，阴寒太胜，是因为阳虚所引起，又要治阳，要扶阳温阳以祛除阴霾。比如水饮太盛，阳气虚弱，就要温阳化饮。

假如人体的寒热失调是寒气太重，就要祛寒气；是火热太重，就要清火热。火热太重清火热，阴寒太重祛阴寒，这不就是平调阴阳吗？这是一个基本的法则，是《内经》所谓"谨察阴阳所在而调之，以平为期。"这是第二个基本法则。

第三个法则是要治辨标本。我们治病是要分标本的，标本是什么呢？简单地讲就是一个急，一个慢。比如这个先病是本，后病是标；慢性病是本，急症是标；内脏病是本，体表的病是标；病因是本，症状是标。我们中医治病的时候有一个基本的原则叫"急则治标，缓则治本"。标急，这个急症很急的时候，我要治标；这病症不急的时候，我要治他本来的病。在先病和后病方面，如果这个后病很急，我要先治这个标；这个先病很轻，发展比较慢，我就要后去治理，大概就是这么一些基本的原则，临床上是要灵活运用的。

比如我举个例子，《内经》有句话叫"从内之外者，调其内；从外之内者，治其外。""从内之外而盛于外者，先调其内而后治其外；从外之内而盛于内者，先治其外而后调其内。"这个话是什么意思呢？从外至内者，外邪伤人，到里面了，造成里面有病；或者是外邪伤人，从外至内而甚于内者，本来是外邪伤人，现在的症状是里面还厉害些，要怎么治？先治其外，后调其内，这是原则。

《伤寒论》里面就有个例子："太阳与阳明合病者，必自下利，葛根汤主之。"太阳病是一个外寒证，阳明病是一个肠胃病，外寒伤人以后，现在不是外表的症状厉害了，不是一身疼痛，而是拉肚子。是什么引起的呢？外来寒邪伤人以后当然还有表证，只是这个时候厉害的不是表证，而是拉肚子。怎么治？用葛根汤，葛根汤是桂枝汤加葛根、麻黄。这是治表呀，完全是解表的，也就是"从外至内而甚于内者，先治其外"。就好比外面有敌人打进来了，造成内部出现混乱了，里面甚至还乱一些。因为敌人打进来以后影响内部了，我得先去把敌人赶走再说。所以当年蒋介石就犯了一个最原则的错误，他可能没读过《内经》，日本人打进来的时候他居然讲"攘外必先安内"，这就犯了一个根本性的最原则的错误。我们治病的时候应该掌握这样一个标本轻重的原则。

关于"从内至外而甚于外者，先调其内而后治其外"，我也可以举个例子，比如说肝病，这是临床常见的，肝炎、肝硬化、肝癌，这都是肝病，也都是属于"内"的病。可以出现肝脏肿大，黄疸，肝区疼痛，腹胀，可是还有一个附带症状，就是身痒，身上痒得很厉害。有一个肝硬化的病人，每次来都是喊一身痒，那黄疸还没有完全消退，那肚子还胀得很，但病人老是说痒，这个时候治谁？必须治肝腹水和黄疸。尽管病人身上痒得受不住，也绝对不能用消风散去治痒症。一定要治肝，把肝胆的湿热清泄完了以后，自然就止了痒。西医也有这个认识，他们认为这是胆汁外泄以后影响到皮肤造成的发痒。即使用西医的观点去分析，也还是要清除里面的湿热，要使胆汁不外泄，胆汁不外泄，痒自然就会好。这就符合了中医的基本原则。这就是治标与治本。

我还举个例子，比如这个病人本来就有关节炎，他现在感冒了，你先治谁？感冒了发烧、咳嗽，我肯定要先给他治感冒，我必须先把急的病症治好，这就叫急则治标。又比如这个人本来有肺结核，咳嗽，长期地吐血，他现在突然不解大便了，三五天不解大便，你怎么办？你先治什么？先治肺结核？绝对不行。大便不通，就要通其大便，这就叫"急则治标"。等大便通了以后，再给他治肺结核。就如同等感冒好了以后再给治一身关节疼，这就叫"急则治标，缓则治本"。所以我们治病的时候一定要分清标本。我在临床上经常碰到这样的病人，特别是外地来的病人，大老远来看病，肯定是要治他（她）主要的病，假如这个人的原发病是癫痫，很远从外省跑来，找我给他治癫痫，可是他这几天感冒咳嗽，我怎么办？我对这样的病人怎么处理？我必须开两个处方，分一号、二号方，一号处方治咳嗽，只5～7剂，先服；二号处方就是后面服的，是治癫痫的，开半个月或者一个月的药，根据病人路程的远近给多少药。这样不就是标本同治吗？

治病求本，平调阴阳，治分标本，我刚才讲了三个治疗原则。

第四个治疗原则就是补虚泻实，这个很重要。正气虚为虚，邪气盛为实。《内经》里讲的是"邪气盛则实，精气夺则虚"，意思是在邪气很旺盛的时候是实证，精气也就是正气虚衰的时候为虚证。所以我们中医治病的时候一定要弄清这个人是正虚还是邪实，或者是虚实夹杂。如果是虚实夹杂，还要分清是以实为主还是以虚为主，这是非常重要的。

比如解表的药治表证，发汗解表，这是实者泻之；比如攻下，肚子里有水，或肚子里有燥屎结聚，不解大便，或者是瘀血阻滞，用攻下法，这也是实者泻之；比如胃脘阻隔，要用吐法，这也是实者泻之；又比如肿瘤，要用消散法，这也是实者泻之。

虚者补之。是气虚的要补气，是血虚的要补血，是阴虚的要补阴，是阳虚的要补阳，是五脏哪一脏虚的就要补哪一脏。又比如气虚下夺，要用升提法；比如发生虚脱了，要用固脱法；比如自汗、漏汗，津液外泄，要用收涩法。诸如此类，都是属于虚者补之。

更重要的就是虚实夹杂证的治疗，因为在临床上虚实夹杂的病人特别多。这个人本来有虚，体质虚，但又有实邪，在这种情况下，要特别搞清虚实之间的比重，用药治病选方的时候，就一定要考虑虚实兼顾。我举个例子，比如老年习惯性便秘，老百姓都知道买番泻叶吃，买大黄吃。今天吃了今天拉大便了，明天不吃明天不拉大便了，后天更不拉了，再过三天，一点儿都不拉了。于是又吃番泻叶，这样吃来吃去，就造成了一个顽固性的习惯性便秘，人的体质越来越差，甚至于走路都摇晃，行步不稳，少气乏力，这是因为误治造成了虚证。老年人本来气血就不足，长期用些大黄、番泻叶劫夺人体的正气，正气就愈发不足，正气愈不足推动就愈无力，推动无力，大便就解不出来，而且会造成肠道的津液亏损。病人不知道是津气亏损，老是一味地吃番泻叶，吃大黄，甚至我们有些医生也这样——大便不通吃泻药，把中药当西药用。他没有了解中医是要搞清楚治法的，没有辨证，没有选方，把中药当西药吃，这样就误治了。对于这种病证，我们正确的治疗应该怎么办？如果是真正的气虚引起的，一定要用黄芪汤或加味黄芪汤；如果是阴虚引起的，要用新加黄龙汤或者增液承气汤，在补的前提下再通大便；如果是津液亏损引起的，要用五仁丸或增液汤；如果是气虚阴虚两者都有，有短气乏力，有口渴，然后出现便秘，要用新加黄龙汤，这样就是虚实兼顾；如果是血虚引起的，要用四物汤再加大黄、芒硝，是玉烛散。这就是中医的治病方法，它不是一味地只祛邪，一定要考虑人体的正气。这个例子应该是个活生生的例子，而且是个最简单的例子。

再举一个治癌症的例子。我们中医治癌症与西医的化疗是完全不一样的。化疗是一鼓作气地去杀癌细胞，它把人体的正常细胞也随之杀死了，所以造成虚证。这个虚证不是因为本身的虚，不仅仅是癌症所导致的虚，更重要的是治疗造成了急速的正气下降。这个虚往往是药物引起的，治疗引起的。中医治癌症的时候一方面要考虑邪气，另一方面更重要的是考虑病人本身的正气，这是非常重要的，这就是中医和西医的不同点。

总结中医治病的法则是：治病求本，平调阴阳，治分标本，补虚泻实，然后就是治未病。

再有一个是三因制宜。中医治病离不开整体观，所以中医一定要认识整体。所谓整体，它不仅包括人本身这个整体，更重要的是各个方面的因素都要考虑，尤其是天人合一。中医有一个著名的治疗原则叫"三因制宜"，就是因时、因地、因人制宜。

中医重视根据四时气候的变化去处方治病，比如热天，以天热为主，就是多暑热；比如冬天，以寒冷为主，就是多寒。我们在治病的时候，那就肯定要区别热天和冬天，治病用药因时令而有所区别，热天我就要尽量避免用大热药。

比如我昨天作报告的时候，一个人向我提了个问题，是关于用附子30g。我当时就给了他一个全面答复。最后他们说我答复得很负责，我不负责行吗？他已经产生了误解，他因为误导产生了误解，他认为什么病都可以用附子，哪有这个道理？热天你就不能随便用附子。大热天的时候，外面高温40度，你给人家开桂枝、附子、干姜、麻黄，就会出问题。我就遇到这么个事例，那还是早些年的事，农村搞"双抢"的时候，有一位村支部书记得了病，恶寒，发烧，无汗，一身疼痛，典型的伤寒证的表现。一个农村医生给他开了麻黄汤。这位医生读了《伤寒论》，照着《伤寒论》的麻黄汤开方，这是生搬硬套。麻黄汤开了以后吃了三付，一点儿都没好，照样是恶寒无汗。医生又让他吃三付，而且加了量。结果第二个三付只吃了一付，鼻子开始出血，鼻衄，接着就是咳嗽吐血，那农村医生就慌了，跑了几十里山路，急急忙忙找我了。我去了一看，这个人脉象洪大，还是无汗，还是一身疼痛，还是特别怕冷。对于脉象洪大、舌苔黄厚，他偏偏看不到这一点，老是用麻黄汤，这不就麻烦了，这就出了大问题了。我给他用什么方？用小承气汤加羌活、防风就治好了。小承气汤加羌活方名叫三化汤，是《医宗金鉴》里的。用小承气汤是因为火郁在里，阳气不能外达，当然外面还有点表证，我把火一泻，阳气就能够通达，再加一点点解表药，恶寒、无汗、身痛就解决了。这就是一个典型的例子，这叫"因时制宜"。

我们看一下《温病学》里的"温病"名称，全是因时取名，如春温、冬温、暑温、湿温、秋燥、伏暑，哪一个不是因时取名字？各个阶段的用方也就不同，温病外感在卫分的，如果是冬温、春温、风温，一定是用银翘散、桑菊饮；如果是在秋天，一定是桑杏汤；如果是夏天，在卫分，一定是新加香薷饮，这就完全不一样。如果是湿温，开始一定是三仁汤或者是藿朴夏苓汤，这是为什么呢？这就是因时制宜。春天以风热为主，夏天以暑湿为主，秋天以湿和燥为主，冬天以风寒为主，这就完全不一样。这就是我们的因时制宜，随着不同的时令，治法就有所区别。

关于因地制宜，其实《内经》早就讲过了，西北是高寒之地，东南是湿热之地，这是绝对有区别的，所以要因地制宜。例如关节炎，以我50年的临床经验已经证明了一点，在长江以南的关节炎大约70%是属于湿热痹，只有大约30%才是真正的风寒湿痹，这是地理环境、地域使然。前些年，我们在湖南省的平江县开了个门诊部，请我去把门面撑起来，把局面打开。我去的头一天上午看了十几个病人，每个人来了都是黄腻苔。我觉得奇怪，平江是个什么地理位置，怎么都是黄腻苔？下午我再看，只看几个病人，还是黄腻苔。突然我发现了有一个人的牙缝里有茶叶，我于是问他们这儿是不是有吃茶叶的习惯？结果还真是，平江有这个习惯，湘潭也是这样，所有人喝茶要把茶叶放嘴里嚼完。据说毛泽东就有这个习惯，喝茶要把茶叶用指头搅起来后吃了。整个湘潭人都是这样，平江人也都是这样，他们的生活习惯是这样。你要不了解这个，诊病时就会上当。幸亏我的洞察力还比较敏感，一天之内发现了这个事情，就没犯什么错误。当然，我不仅看一个舌苔黄腻，还要搞清口渴不渴，尿黄不黄，脉象数不数，绝对不会一看到黄腻苔就一概作为湿热去治疗。但你若不了解这个地理、民情风俗，诊病就会"吃亏上当"。

所以《内经》讲："入国问俗，入家问讳，上堂问礼，临病人问所便。"意思是你到一个国家要了解它的风俗，你到人家家里要问一个礼节，要了解人家忌讳什么，这是《内经》的话，强调要了解民情风俗。例如我到阿尔及利亚，首先要了解他们的民情风俗。又比如科威特的病人来了，我要问科威特的气候怎么样，我得了解呀。如果不了解的话，你就不可能了解他的病情，在选方用药的时候往往就会犯错误，这就是地域关系。比如在西北那边生活就跟在东南地区生活绝对是两回事，我在陕西就察觉出来了，那里的人多日不洗澡，身上就有一层油腻污垢，所以我开玩笑说，西北高寒地区的人身上多一层腠理，你就可想而知，他们的皮肤要比我们东南方的人厚得多。西藏人为什么唱歌底气那么足？因为他们长期在缺氧的环境中生活，已经习惯了，他们的肺活量要比我们大得多，所以唱歌声音就高亢。西北、东北的人的形体要比我们东南地域的人厚实得多，这些东西我们都是要了解的。

再谈一下因人制宜。人有男女之别，有老少之分，体魄有强弱之分，腠理有厚薄之分，形体有盛衰之分，体质有寒热之分，这些都是要了解的，这对于看病用药都是有区别的。老年人和小孩绝对不一样，男的和女的也不一样，形体肥厚的人和形体瘦弱的人不一样，体质强盛和体质衰弱的不一样，这就是因人制宜。

因时、因地、因人制宜，实际上就是中医的一个整体观念，这是西医所不甚注重的。

所以说到中医治病，十个医生开的方可能都不一样。为什么不一样呢？他的水平绝对不是一样的，他考虑问题的范围不是一样的。首先就是辨证不一样，然后还有诸多复杂的因素考虑得不一样，所以就不一样。一个真正的中医的思维应该是特别灵活、细微、开阔、敏捷。所以我经常讲一个真中医应该有三个基本特点：第一，理论功底扎实，不仅是经典著作要通熟，而且要方药娴熟。这个扎实的理论功底是"冰冻三尺"，绝不是一两天、一年两年可以"冻"出来的，"冰冻三尺，非一日之寒！"要不断地学习，在实践中学习。第二，临床经验要丰富。丰富的临床经验不是一年两年，不是十年八年可以积累起来的，看病的时间要长，地域要广泛，人群要广泛，病种要广泛。临床实践经验是日积月累出来的，即使这个病我从来没见过，我也可以根据理论去分辨。第三就是思维敏捷。一个好中医应该思维反应敏捷，看病时的反应要特别快，耳朵、眼睛、鼻子都应该灵敏，望诊、闻诊一定要快，要敏捷。如果没有敏捷的思维、快速的反应，你要对一个病人作出一个诊断，作出一个比较正确的诊断，那就不可能准而快。

我们有一句俗话叫"来神"，讲课的时候如果一"来神"，就会一个例子接一个例子讲得头头是道；看病的时候如果一"来神"，猛一想，就发现这是个什么病。比如我昨天讲了个"奔豚"病案，我要不"来神"的话，那个离奇古怪的病症（注：此案详见本书"读中医经典，重临证实践"一文中），就是想三天三夜也不一定想到是"奔豚"。当时一来神，就想到了是个"奔豚"，这就是思维反应。我感觉有时候人也有思维反应不快的时候。比如我今天精神不好，我今天特别疲倦，我脑袋思维反应就慢，想不明白的时候是有的。艺术家、发明家们称这种"来神"为"灵感"！如果医生没有灵感，不"来神"，反应慢，那病人就是倒霉的时候了。我曾经跟病人开玩笑，我说我看病特别快的时候效果基本上是稳定的，见效就特别快。他们问我为什么？我说我在看病慢的时候，那是"老年痴呆症"快来了，只是程度不同而已。糊涂的时候，我不断地想啊想，总搞不明白，这是最伤脑筋的时候，这时对病人的诊治往往把握不是很大。我在脑子里思绪高速运转的时候，别人看不到，我自己知道这是"灵感"来的时候。

总之，要做一名好的中医，一个就是理论基础要绝对扎实，第二个是临床经验肯定要丰富，第三个是思维反应要敏捷、快速。具备这么三点，临床治病的效果肯定是稳定的。

前年北京来了个病人，是肺癌，在北京手术之后又进行化疗、放疗治了半年，又转移为脑癌。人躺在床上，咳嗽，胸痛，还有浮肿，头晕，头痛，两目视物不清，人不能动，吃饭也不行。病人从北京坐飞机过来，进我的诊室的时候是几个人扶着的，已经很严重了。这个病人是个女的，30多岁，来第一次是扶着的，服中药一个月后，第二次是走着进来的，第三次来和我谈笑风生，高兴得不得了，精神好得很。每次拿一个月的药，每个月跑一回，每次都是坐飞机来，人家为什么要这么远跑来？无非是有好的疗效。

去年来个日本病人，是乳腺癌。在日本手术切除以后，腋窝下又长了个肿块，像乒乓球那么大，又让她开刀，她不想开了，长春中医药大学有位老师跟她是同学，要她到湖南来找我，她就从日本跑到湖南，千里迢迢到这儿来。治疗了三个月，给她把这个肿块消了。西医不理解：中医怎么会消这个肿块呢？它不知道中医有祛瘀的治法，有消肿瘤的治法，所谓"结者散之"、"坚者削之"。这就是中医的长处，也是我们中医看病的特点。我讲课和看病时，说我的中医是正儿八经的真中医，我从来没说过我是名中医，我只讲我是个真中医。

对谈人： 中医讲究治病要因地制宜，临床上怎样应用？

熊继柏：《素问·异法方宜论》明确指出："医之治病也，一病而治各不同，皆愈何也？岐伯对曰：地势使然也"。我举一个典型的实例，充分体现"地势使然"的道理。

有一个病人60多岁，患哮喘20余年，每逢春夏阴雨天必发作，发则喘不能卧，遇天气潮湿的时候哮喘明显加重。曾经多次到北方走亲，因为她的女儿在北京，每次到北京哮喘就停止了，每次回长沙浏阳就发病，必须返途去北京，她到北京去就等于是去躲灾难，因为不去就要发哮喘。她哮喘发作的时候有咳嗽，而且每次发作之前发寒热，痰多色白，口渴但是喜热饮，目中胀，食欲欠佳，精神疲乏，舌苔黄白相兼而滑腻，脉象滑大有力。

病人是一个二十多年的哮喘宿疾，病症复杂，怎么辨证啊？

我们学了大量的辨证法则，有八纲辨证、气血津液辨证、脏腑辨证、经脉辨证、六经辨证、卫气营血辨证、三焦辨证，很多很多，很复杂，临证时要怎么运用？往往不知道从何辨起，其实临床辨证是有关键的，有核心的，有方法的。临床的辨证关键是什么？关键是两点：第一辨清性质，也就是病邪的寒热，病性的虚实，这是性质。不论什么病首先要把虚实搞清楚，是"邪气盛则实"，还是"精气夺则虚"，是寒证，是热证，是以风为主，还是以湿为主，是以痰为主，还是以瘀血为主，要分清楚，这是性质。第二是部位。我们讲的部位不是解剖部位，不是西医学讲的微观，因为我们不是微观的学说，我们讲的是整体部位。中医的整体部位是以表、里、上、下为主要的病位，是以脏腑经络为具体的部位，所以就应该弄清是表还是里，是上还是下，是哪个脏腑系统，是哪个经络系统。

我们首先要搞清这两点，第一是性质，第二是部位。年轻人当医生，你不妨学学我这方法。是最简便的方法，你把这个方法掌握了，就抓住了辨证的要领，那么一个病人到你面前，三两下就能搞清楚了。只有大的方向清楚了，才不会产生错误。

我们中医诊病要善于抓病人的特点，特别是对于疑难病症，如果抓不住重点，往往无从分析，无法入手。这个病例就有一个明显的特点，遇潮湿阴雨天加重，到北方就不喘了，回到南方长沙浏阳那个地区，她的哮喘病就发作，这是一个典型的特点。这个病人明显受不得湿，受到湿气她就马上发病，而在我们中医内科学里却没有因湿而喘的。

所以要明白，病人得病并不是照书上所说的出现完全一样的症状。太阳病是头痛发热，恶寒，汗出恶风，这种情况用桂枝汤，但病人不是完全按照书上的论述得病，你还能不能用桂枝汤？口苦咽干，目眩，往来寒热，胸胁苦满，默默不欲饮食，心烦喜呕，这是小柴胡汤证，如果没有这个症状，是不是就不用小柴胡汤？这就错了。日本人学中医有部分人就是这么学的，当然，中国也有部分医生这么机械地学习。我们要抓住它的病机，这才是最重要的。

这个病人就有一个湿邪的特点，虽然我们的中医内科学教材上没有这一证型，但她就是遇湿则发，这不是湿是什么？有湿则有水气，哮喘肯定是痰饮为患，应该是水饮，这个水饮是阴邪，遇湿就加重，这就联系起来了。

我们看她的症状表现，看她的舌象和脉象，还有另外一个特点，就是舌苔黄白相兼，而且滑腻，滑腻者，痰湿也、水饮也，可是黄白相兼又是什么呢？黄者，热也，再加上脉象滑大有力，这不是热是什么？

这个病人的主症是哮喘，疾病的性质是水饮加湿热。《素问·逆调论》讲："不得卧，卧则喘者，是水气之客也。"中医治病必须辨证论治，而绝不是随便开药，我们的年轻人做中医首先要把"步子走正"，要把门入正。如果门入错了，首先就没有一个规矩，没有一个章法，那就永远不能提高水平。什么叫章法，什么叫规矩？就是必须辨证施治。

就这个病人而言，第一，病性是水饮加湿热；第二，病的部位在肺，因为她是哮喘，咳嗽发自肺，喘者肺气上逆，当然也涉及胃，《素问·示从容论》讲："喘咳者，是水气并阳明也。"

施治的关键是什么？宣肺平喘，化饮，清湿热，但这只是文字功夫。施治的关键在于选方。怎样才能选出正确的方？一个最基本的前提，就是我们能够背多少方。我对研究生提出几个标准，第一，背一本中医学的书。第二，我要求每人要背五百个汤方。我们有不少医生一世就背三个汤方，三个汤方一世下去，内科、妇科、儿科、男的、女的、老的、少的就开三个汤方，你能治几个病？那是随便乱开药。岳美中老师曾批评过这种乱开药的医生叫"用药医生"，比如头痛就用川芎、白芷、细辛、天麻、菊花；腿痛用牛膝、木瓜；腰痛用杜仲、菟丝子；腹痛用木香、乌药；月经不调用当归、川芎、香附……这么乱开药，那个方只能是大杂烩。我们不仅要背方，更重要的是要了解这个方的作用是什么，并且对这个方很熟。徐大椿有一句名言叫"用药如用兵"，我给他和了下联叫"用方如用人"。我们用汤方就是跟用人一样，我对你非常熟悉，非常了解你有什么特点，有什么能力，我了如指掌，那么这个事就可以派你去办，因为我了解你。我们对汤方也一样要熟悉，才能做到病一来，方就出来了。

这个病人选了一个什么方呢？水饮加湿热，病位在肺。

我当时想到这类的方子有小青龙加石膏汤、厚朴麻黄汤、射干麻黄汤、越婢加半夏汤……

比较一下，小青龙加石膏汤固然能化饮，但是更重要的是散寒化饮加清热，治疗喘而烦躁者，本案例不是很适用。厚朴麻黄汤主要是宣肺化饮，越婢加半夏汤是治饮热壅肺而咳喘气急、目如脱状者。对比而言，越婢加半夏汤更为贴近本案。

关于越婢加半夏汤的主治，《金匮要略》中讲："咳而上气，此为肺胀，其人喘。目如脱状，脉浮大者，越婢加半夏汤主之。"我们要了解越婢加半夏汤是治什么的？越婢加半夏汤是麻黄配石膏，其实是麻杏石甘汤去掉杏仁加生姜、大枣，再加半夏化痰化饮，这个方的主要作用是宣降肺气、化饮清热，所以，张仲景的越婢加半夏汤是治疗饮热结聚的哮喘。

但这个方不能治湿啊！而这个病人的特点是感湿气则发作剧烈，因此我们必须给这个病人化湿，依据这么一个目标来选方。我选了麻黄杏仁薏苡甘草汤，简称麻杏薏甘汤，也是张仲景的方。张仲景的麻黄杏仁薏甘汤在原书中并不是用来治疗气喘咳嗽，而是治疗一身疼痛，这个一身疼痛是湿邪郁表所致。表者，皮毛所在，皮毛者，肺之合也。而我看到的这个病人每遇外湿就发哮喘，这不是外邪、湿邪从皮毛侵犯吗？外在的皮毛受到外在的湿邪，马上就会进到肺脏影响肺气，导致肺气郁闭。方证相合，为什么不用麻黄杏仁薏甘汤？所以我就当机立断选了麻黄杏仁薏甘汤。两方相合，实际上就是越婢加半夏汤再加薏仁、杏仁。

因为这个病人舌苔厚腻，所以我又加了一味苍术。

这个病人完整的方，就是越婢加半夏汤、麻黄杏仁薏甘汤加上苍术。我每次开十五付，她总共吃了两个多月，这个病人已经基本好了，二十年的痼疾得以解除。

这个病人的病证现在已经搞清楚了，她是饮邪加湿热的哮喘。假如我们不懂得辨证，开一个都气丸，因为都气丸可治肺肾两虚型咳嗽气喘，行不行？从表面看，二十年的哮喘，久病多虚，开都气丸也不为过。其实大错了，这样会增长她的饮邪，增长邪气。如果再开个生脉散，生脉散可治气阴两虚型久咳肺伤，行不行？当然不行，这就犯了"虚虚实实"的大忌。所以说辨证选方在临床上特别重要。

我把这个病案介绍给大家，从这一点我们就可以看到病人患病不是照书上来的，中医内科学讲的东西固然是纲领性的东西，但是患病的情况也有超乎纲领外的东西，尤其是对于这些顽固性疑难病，要针对病人的病邪性质、病变部位来适当地选方，正确地治疗。所以我觉得选方有两个标准，第一个标准就是紧扣病机，选的方必须与病机相符。古人讲究因证而选方，而且必须是方证合拍。就好比我们现在唱歌，曲谱跟字词要合拍。第二个标准就是针对主症，绝不能放弃主症而顾其他。有许多病人症状表现复杂，但不论其如何复杂，治疗都必须针对主症。主症解决了，其他症状往往会迎刃而解。

对谈人：您说过，中医治病不能以西医的诊断结果为依据，请举例说明。

熊继柏：中医治病不能以西医的诊断结果为依据，只能以其为参考。不论西医的诊断结果是什么，中医都必须按自己的诊治法则进行辨证施治，这才是真正的中医。举个实例：

一位病人，胸满舌强，似痫非痫。

患者是一位19岁高中生，患病3年，每次发作有气喘，胸满（虽然不疼，但有满闷感），嘴唇发青，脸色发暗，而且口渴，但不怎么想喝水。在西医院诊断为癫痫。癫痫的典型症状表现是突然发作的昏仆，口吐涎沫，四肢抽搐，喉中有痰鸣音，甚至发出叫声似猪似羊，这是癫痫的主症。这个病人西医通过脑电图、脑血流图、CT检查，都下结论是癫痫。可是到我这里就诊的时候，怎么问他都没有昏仆过，也没有抽搐过，喉中痰多确实不错，但他发作的时候绝对没有昏迷过，没有抽搐过，更没有什么猪羊叫声。他的症状就是胸满、胸闷，每次发作第一个症状就是胸闷；然后接着第二个症状就是舌强不能语，说不出话来，不管旁边人怎么跟他打招呼，他都不讲话，眼睛一下就直起来；第三个症状就是呼吸困难，呼吸迫促。我反复询问，就这么三个症状，还有一点轻度的头晕，发作完之后就疲倦，疲倦几分钟之后就缓解了。每一次发作之前也没有什么先兆，突然发作，发后如平人，这与癫痫的特点符合，但是他的主症绝对没有昏迷和抽搐。我现在按照中医的临床诊断就还不能给他定义为癫痫，只能定义为发作性的胸闷、舌强，是一个胸闷证，另外还有舌苔黄腻、脉滑。

这个病人我们怎么考虑呢？下面讲一下我的辨证依据。

第一个考虑他每次发作有气喘，胸闷，嘴唇发青，脸色发暗，而且口渴，不怎么想喝水，于是就考虑有瘀。为什么呢?《金匮要略》中讲"病人胸满，唇痿舌青，口燥，但欲漱水不欲咽，无寒热……为有瘀血。"所以根据这一条经文的意思，我马上意识到这是瘀血。后世认为瘀血的气喘必然伴有口唇青紫、面色发黑，这是瘀血气喘的特征。所以第一个辨证是按照《金匮要略》有关瘀血的特点描述来认识的。

第二个考虑，他的痰比较多。这个病人胸满，虽然不疼，但满闷，痰多，脉滑，舌苔又是黄腻苔。这一下子就让我想到小结胸病证："小结胸病，正在心下，按之则痛，脉浮滑者，小陷胸汤主之。"但是他没有张仲景所描述的小结胸证的那些特点，他不是胸痛而是胸闷。我们要知道小陷胸汤证的病机是痰热结聚在胸膈，固然可以表现为胸痛，但肯定也可以引起胸闷、胸满。温病学家曾经提出来用小陷胸汤必须是舌苔黄腻或者黄滑，舌苔不黄腻、不黄滑者不可用之，就是说小陷胸汤只能用在痰热阻在胸膈的病证上，这里就抓住了这么一个特点，黄腻或黄滑苔，正好与这个病人情况相符。

所以当时就考虑，一个是瘀血，一个是痰热。因此，我给它取个名字为痰瘀合阻，是由痰瘀合阻在胸膈而引起的胸闷。

至于用方，小陷胸汤是定下来了。那祛瘀选什么方？祛瘀有个很妙的方叫二味参苏饮，这本来是个妇科方，是用治产后败血冲肺的气喘，不正好就是治瘀血气喘？所以就用了二味参苏饮，组成就是人参和苏木。这个病人是用两个月时间完全治愈的。

对谈人： 大家都说，您对古方经方的运用很熟练，很到位，请举个例子。

熊继柏： 不论经方古方，都必须因证选用，必须方证合拍。举个例子：一位失眠、恶寒三十年的病人。

这位患者来自福建，我没有亲自去看，是通过电话询问的。有一年国家中医药管理局请我去福州讲了一堂课，讲的恰恰是临床课。有中医学院的一位老师请我看个病，患者是她母亲，70 岁，是一位教师，已经退休，患长期失眠 30 年，完全是依靠安眠药来维持，每晚一般就睡两三个小时，如果不吃安眠药就睡不了，也偶尔会睡四五个小时，那是最好的情况。病人伴有气短、乏力、心悸。对于失眠她恐怕已经习以为常了，问题就在于近 10 年来出现了另外一个突出的症状——特别地怕冷。我就问她哪些地方最冷？她说最冷的就是胸腹部。冷到什么程度呢？第一，在大热天必须用棉毯把胸腹部裹住；第二，她吃的饮食都是非常烫的，温度要特别高，稍微一降温，即使是温的东西，一进肚子就觉得特别地冷，温的东西一进去就像吃了冰块一样，整个身子都冷了。其余的症状还有足跟痛，腰背部冷痛。

由于长期的失眠，病人表现出一派的虚证，如气短、乏力、心悸。这个病人的症状特点第一就是失眠，长期的顽固性失眠；第二就是特别地寒冷，而且以胸腹部最为突出。我没有看舌也没有把脉，是那位老师给我讲的舌和脉，但我总觉得不放心，因为没有亲自看。当时想了一下，就立即在电话里口述给她一个处方。

是怎么考虑的呢？这个病人是失眠病人，我们中医内科里讲失眠的辨证选方第一个是心肾不交证，主方是交泰丸；第二个是阴虚火旺证，主方是黄连阿胶汤；第三个是肝阴虚证，主方是酸枣仁汤；第四个是痰浊内扰证，主方是温胆汤，如果有热就用黄连温胆汤；还有胃中不和证，用保和丸。我们的中医内科学教材从一版到七版，我都认真读过，基本上都是讲的这几个内容。

其实，关于失眠的辨治还有一个更重要的内容，是我们教材上从来没有提到过的，但在我们中医经典里面讲到。《灵枢·邪客》曰："卫气者……昼日行于阳，夜行于阴……今厥气客于五脏六腑，则卫气独卫其外，行于阳，不得入于阴……阴虚，故目不瞑。"目不瞑就是目不眠，这段话的意思是说人体卫气循环，白天行于表，夜晚入于内脏，这叫阳入于阴，假定有厥逆之气客于内脏，卫气就不能入于阴分，于是阴虚（这个阴虚是指内部的阳气虚，不要把它看成一般的阴虚，这个阴是指部位，造成了内部的阳气虚），而且必定是在晚上，于是乎阳不入阴。笼统地讲是卫气与营气不和，营卫失调，于是出现失眠。当然不只是《灵枢·邪客》提到这个问题，《内经》有三个地方也都讲到这个问题，《灵枢·大惑》《灵枢·营卫生会》都讲到这个问题，营卫不和、卫气不能入阴就可以造成失眠。换句话讲，就是营卫失调，卫气比较虚弱，可以出现失眠。

这种病人在临床上确实是少见，特别少见。我们通常所见到的往往是痰饮内扰的、阴虚火旺的、心肾不交的，这些比较多。这个病人比较特殊，为什么我会这样考虑呢？因为她有一个典型的、突出的恶寒畏冷的症状，而且是在胸腹部。张景岳描述胸腹部位是躯壳，人的躯壳包罗诸脏，脏腑都被它包罗在内。内部阳气不足，所以她就觉得胸腹部寒冷如冰，因此当时就考虑这是卫阳不能入阴所引起的，简单地讲就是营卫不和出现的失眠。这就是当时辨证的依据。

用什么方呢？《内经》有一个半夏秫米汤，原文是这样讲的："饮以半夏汤一剂，阴阳以通，其卧立至。"秫米就是糯小米，西北地区特别多，过去发粮票的时候，买糯小米还挺不容易的，是属于细粮的，北方人把这个当作补品吃。

这个方我总嫌它不足，营卫失调，卫气正衰，人这么冷，只用一个半夏秫米汤能解决问题吗？不仅要治她的失眠，更要治她的寒冷，解除病人的痛苦，所以我嫌它不足。半夏秫米汤是肯定用的，再加个什么方呢？加了个桂枝加龙牡汤。这个方张仲景是用来涩精的，也是按照"阳密乃固"的理论来认识的。《内经》讲："阳气者，精则养神。"阳气致密就可以固神，阳密安神，所以加了一个桂枝加龙牡汤。同时我把龙骨改成了龙齿，因为龙齿的安神作用强。

这个病人就用半夏秫米汤合桂枝加龙牡汤原方，没有加减，只是把龙骨换成龙齿了。吃了30付，来了电话，第一句话就是感谢，第二句话就说病人胸腹部的棉毯已经甩掉了，第三句话就是现在可以睡5个小时了，安眠药已经不用了。这就基本上解决了大问题。于是我让她再服30剂，这个病人估计要吃3～4个月的药才能把病情完全稳定下来。

对谈人：中医的经脉辨证很重要，请您谈谈经脉辨证在临床上如何应用？

熊继柏：经脉辨证能否正确应用，关键在于对经络的熟悉与否。如果运用熟练，往往可以出奇制胜。举个例子，一个忍小便则手掌心胀痛的病人。

患者 68 岁，女性。她的病情主要是小便比较频，但是尿色不黄，如果正在做事，有时一时脱不开身来，忍几分钟再上厕所就出问题。一般人忍尿应该是膀胱胀痛，可她不是，她是两手的手掌心正中与手腕相连处胀痛，且胀痛逐步加剧。马上去厕所把小便一解，手掌心就不疼了，试着多忍一下就又胀又疼受不住。到医院去看病，先检查膀胱，做了膀胱镜检，结果正常。又化验小便，没有蛋白尿，没有血尿，也没发现什么细菌，膀胱也没有肿瘤，也不能确定她是膀胱炎。于是就给她的手掌照 X 线片，骨头是好的，从外面看也没长什么东西。

我当时就问我带的三个学生，我说这个病你们怎么考虑？他们都是摇头，当然摇头啊，我也会摇头的。这个病人病了两个月时间没治好？谁不摇头啊？膀胱胀尿怎么连到手心来了？手心与排尿有什么关系？她为什么反应是手心痛？她为什么不反应在少腹痛？

患者两手的手掌心正中与手腕相连处胀痛，这个地方是劳宫、神门穴，是手少阴心经、手厥阴心包经所过的位置，这是第一，抓住它的部位所在。

但为什么膀胱有尿的时候会影响到手心疼呢？膀胱由肾所主，膀胱者，水腑也，水腑由水脏所主，肾是水脏。而心是

谈中医治病的特点与法则

火脏，水是克制火的，因此就有水气可以凌心的病理。通常我们所讲的水气凌心证，它是欺凌心脏，所以水气欺凌心脏的时候可以出现胸闷，可以出现心悸，可以出现气短，甚至还可以出现头眩。可是，这个病人也是水气凌心，但它没有到心脏所在的部位，而是到它经脉所过的部位了，这为什么不可以呢？这不就证实了中医的这个理论吗？我们只能按照中医的这个理论，按照中医的思维逻辑去分析，不能凭空想。膀胱憋尿不可能跑到手掌心这儿来，但它可以影响到经脉所过部位。再深一点讲，《灵枢·经脉》有一句原文："心手少阴之脉……是主心所生病者……掌中热痛。"这个病人她手心并不热，只是痛，掌中痛不也是一样吗？那也是心手少阴经脉的所生病。

于是我很快就把这个问题想清楚了，就是水气凌心，凌到手少阴心经的经脉了。

那么用什么方？这就作难了。这个病人的辨证，我仅仅花了一分钟，但是这个病的处方，我足足想了三分钟。

利水的方药，解决膀胱气化的方药多得很，例如五苓散、茯苓甘草汤、茯苓泽泻汤、猪苓汤、苓桂术甘汤，很多的方，选用哪一个？要解决膀胱气化的问题是容易的，问题就在于什么药能到手掌心这个位置去止痛，这是难点所在。我突然想到春泽汤，春泽汤是五苓散加人参。又一想我加人参干什么？我可以加丹参，人参是益气的，我改成丹参不就可以通心脉了吗？这是变化的春泽汤，实际上还不能讲是春泽汤，只能讲是五苓散加丹参，但是我是由春泽汤想到的。

所以这个病人的方就是用了标准的、完整的五苓散加丹参，五苓散有桂枝，它也是可以通心阳的。丹参用了 30g，在这个方里就显得特别突出，其他的药都是常用量，10g 或 15g，唯独丹参是用 30g。10 付药过后，病人好了，第二次来患者已经不疼了，现在也可以忍尿了。

这个病古人没有记载，除了《灵枢·经脉》有过这么一点点相关记载之外，再也没有哪位医家在医书上明确记载了忍小便就手掌心胀痛这样的医案。所以，这是一个临证难得的经验。

对谈人：您的学生们说，您临证时望诊很敏锐，也很重视，可以举个例子吗？

熊继柏：临证诊察，望、闻、问、切都很重要，缺一不可。望诊当然重要，望面色，望眼神，望舌，望形态，一概不能忽视，一点也不能马虎。

举个例子，有位女性患者，26 岁，主要问题是鼻准部生一黑色斑点，就像没有洗干净，整个鼻准头是黑的，猛一看好像是个黑痣，仔细一看这个黑点并没有突出皮肤，全部在鼻头上，就好像有些人生下来就有的那种黑胎记。但这个病人的鼻头黑色斑点不是生来就有的，就是这一年多才开始出现，而且一开始不重，现在越来越重，就像涂了黑墨水，我第一眼看到时还以为是没洗干净。由于严重影响美观，病人很着急。我就问她还有什么病，有没有受伤，她回答都没有，也没有去美容院美容。脉比较正常，舌苔薄黄腻。

我又问患者胃里有没有不舒服的感觉。我的一个学生感到奇怪，忍不住马上就发言："老师，你怎么问她胃里有感觉没有？"我先让学生自己去想。果然，这个病人有症状，她说胃里不舒服，吃多了不舒服，饿了也不舒服，一吃冷的也不舒服，一吃辛辣的也不舒服，尤其是生气时更不舒服，而且一遇到刚才讲的这些因素，比如吃冷的、吃辛辣的、情志刺激，马上就反映到鼻子，鼻子就黑得更厉害，黑得更快，整个鼻准头全是黑的。于是我告诉学生，这不就与中焦脾胃有直接的牵连吗？

鼻准属脾，鼻翼属胃，整个鼻子头不就脾胃所主吗？因此我刚才问她是否胃里不舒服，就是要了解她有没有脾胃的症状。她果然就有胃中嘈杂，果然就受情志影响。

患者的脉还是比较正常，舌苔薄黄腻。薄黄腻苔意味着胃中有湿热，那么这就是胃中湿热造成的瘀阻，反映到它所主的外表部位。因此要治鼻准头的黑斑，就一定要清除中焦的湿热，要治脾胃，离开了脾胃，这个病肯定是治不好的。

所以，我马上就选用了朱丹溪的越鞠丸。越鞠丸有五味药，是个常用方，很平淡的方，但越鞠丸里没有祛瘀的药，虽然是治六郁的方，虽然有香附，但它不能祛瘀，只能疏理气血，所以必须加祛瘀的药，于是我加了两味药——归尾、红花，就用越鞠丸加当归尾和红花。

吃了一个月的药，患者鼻准头的黑色完全消掉了。最近，这个病人又来了，因为生小孩以后鼻准部又有了一点黑斑，但是比过去小，只有原来四分之一那么大。说明这个病还没有完全根治，脾胃的湿热还没有彻底清除，于是还是治疗脾胃，进一步清除中焦脾胃的湿热。

对谈人：中医临证诊脉很难把握，到底如何重要，请您谈谈经验和体会。

熊继柏：中医诊脉，自古一贯重视。《内经》说："能合脉色，可以万全。"又说："切脉动静而视精明，察五色……以此参伍，决死生之分。"自《内经》之后，《难经》《金匮要略》《伤寒论》都大量记载了凭脉辨证、凭脉施治的条文，可谓不胜枚举。

我在临床上一贯重视诊脉，尤其在诊察危急病症和疑难病症时。举个实例：一位严重恶寒、漏汗达八年之久的女患者，54岁。八年以前患恶寒的病症，始则天气寒冷时特别恶寒畏冷，渐而暑热炎天亦感恶寒，虽天气炎热仍需要着以棉装。曾去多家医院诊治，结论均为植物神经功能紊乱、更年期综合征。就诊时正是七月间，当时诊室内外空调电扇齐开，大家都穿着短袖衣。这个患者排到就诊，她还没有进来，她丈夫先进来了，要求把电扇关掉，说病人特别怕冷。于是我让学生把电扇关掉，把旁边的空调关掉。病人一进来让我们大吃一惊，因为她是穿着军大衣进来的。我的研究生好奇，就去检查她的衣服，军大衣里面是羽绒棉衣，羽绒衣里面是羊毛衣，羊毛衣里面又是棉毛衫，下面穿着厚毛线裤、毛袜，穿着厚布鞋，头上带顶帽子。她丈夫还背着一个大袋子，我问他背的是什么，他说背的是毛巾。原来病人前胸和后背汗流不止，几分钟就要给病人换毛巾擦贴胸背部。这个病人说就是觉得怕冷，冷都在骨头里面，她说自己"骨头全是冷的，皮肤都是张开的"，这是病人的原话。我一诊脉，沉取还有力，一息五至，脉象稍数，舌上白腻苔满布。

我就很奇怪，八年的寒冷病证，她自己觉得骨头都是冷的，汗漏不止，怎么居然是这样的脉象呢？

不要小看我们中医的四诊，诊急性热病绝对要看舌，诊杂病一定要注意看脉，这是不可忽视的，尤其是那些特殊的病，看脉要特别仔细。当然，看脉不是一天两天的功夫，也不是一年两年的功夫，要慢慢地看，慢慢地摸索。为什么我总是讲临床不是一年两年的功夫呢？要功夫老到，需要看大量的病人，而且要认真注意体会，手指敏感度也就自然产生了。我一开始当医生，当摸到病人的脉以后，就只知道脉在跳，不知道是什么脉。于是我就背脉诀，背完了还是不知道是什么脉，这不就是理论与实践不能挂钩吗？现在我不用背脉诀了，但一摸基本上就知道是什么脉了。就好比打牌，打麻将，一开始怎么摸也摸不到，但老手一摸它就摸出来是什么牌了。这是个实践的功夫，诊脉正是实践的功夫。只有实践才能出真知，这个话是对的。

这个病人病到这个程度，为什么还有沉而有力并且兼数的脉呢？我就马上又问她是否口渴，是否想喝水。病人回答口干，而且要喝水。于是我又问她喝冷的还是喝热的。你看看，我的问诊也是有针对性的。中医问诊讲究十问，但是如果来个病人就问个十问，一问寒热二问汗，三问头身四问便……每个病人都如此循环一般，那肯定是不行的，所以要有针对性地问。这个针对性就看你心里有没有数，没数你就会一顿乱问，如果有数你每问一句话都是有目的的，都是解决问题的，要排除有一些假的东西，要肯定一些真的信息。这些真的怎么肯定呢？一定要在问诊中，在舌诊和脉诊中得以证实。

因为摸到这个脉，我就要证实它到底是个什么原因，她居然答复我一句十分惊奇的话。我问她要喝冷的还是喝热的，病人答"只想喝冰水啊！"她只想喝冰水，为什么？这就是问题癥结所在啊！

前面我引用过张景岳的一句话，叫"独处藏奸"，这句话很重要。我们看病的时候，病人往往罗列了很多表现复杂的症状，而且有些病人表述更不清楚，这个时候就要抓住最重要的症状。

这个病人她居然要喝冰水，这肯定不是一个阳虚寒证。按照常规来分析，八年的恶寒，热天如此大冷，而且漏汗不止，应该是个大寒证，典型的阳虚，偏偏脉象沉而数，还要喝冰水，这怎么解释？这就是她的癥结所在，正是张景岳讲的"独处藏奸"。就凭这一点，我就要肯定她不是一个阳虚寒证。

但我还要证实，从哪里证实呢？看舌苔，满口的白腻苔，整个舌头的表面已经看不到了，白腻苔满布全舌，罩满整个舌体。大家可以想想这是个什么病。这是一个湿邪壅遏之病，湿邪弥漫三焦的气分，郁遏了阳气。因为她郁久了，病了八年，吃的大量燥热药可想而知。医生都会用桂枝、附子和麻黄，谁都会这么用，到后面出汗了不能用麻黄了，谁都会用桂枝附子汤，说不定还有大刀阔斧干的，胆子大的开 30g 的可能也有。

你想想看，这样必使燥热愈盛，而湿邪没得到解决，她人体的正气不就愈加耗伤吗？她不就向热转化吗？所以她就有了热象，但是这个热象非常隐蔽，只有想喝冰水这么一条，其他哪儿都查不出热象，另外还有脉象稍微数一点。所以，这个病人的诊断是湿邪蒙蔽阳气所出现的恶寒、漏汗。

那么治疗当然不能用桂枝加附子汤了，更不能用通脉四逆汤，也不能用附子汤、真武汤。要用什么方？这要从针对湿邪蒙蔽三焦气分而且湿从热化这个角度去考虑了。她没有苔黄、口苦、小便黄这些症状，因此绝对不能用苦寒药。因为病人自汗、汗漏不止，苦从燥化，可以伤阴津，所以这个病人绝对不能用苦药，绝对不能用燥药，更不能用辛温的药，否则她的汗漏不止只会加重，不会减轻。

经过仔细考虑之后，我用了一个三石汤，是吴鞠通的三石汤，有滑石、石膏、寒水石、杏仁、通草、金银花、竹茹，还有金汁。这里去了三味药，银花、竹茹与此病无关，所以不要，金汁我们一般不用，实际上取用了三石汤八味药里的五味主要药。我们要知道三石汤是针对湿热弥漫三焦，吴鞠通的原话是"暑温蔓延三焦"，其实是湿热弥漫三焦。不仅吴鞠通的三石汤主药是三石，"三宝"中的紫雪丹主药也是三石，大家可以去看一看。所以三石汤是针对湿热蒙蔽而设的。这个方我特别熟，因为过去我在临床上曾经用治乙脑，特别有效。所以这个时候选用了三石汤。

但三石汤不能止漏汗，只能清湿热。现在的汗已经成了漏汗了，它不是热汗，如果是热汗的话，三石汤可以治。可它是漏汗，是表虚到一定程度了，所以我还用了另外一个方来止汗，就是玉屏风散。

这个病人的用药始终就是三石汤合玉屏风散，我给她定了一个标准，什么时候舌苔下来了，病就开始好了。果然，到了秋天，我们开始加衣服了，而她开始脱衣服了。我们加了毛线衣，她把军大衣给脱掉了，这就开始好转了。到了冬天跟我们穿衣差不多了，当然她还多穿一点，过了很长一段时间才恢复。这个病人整整治了八个月，治好就是三个月之内，恢复期花了半年时间。这个病人特别的奇怪之处就在于她不是一般的阳虚、气虚，她是一个湿邪蒙蔽、湿邪郁遏造成的湿从热化，是这样的一个恶寒、漏汗证。

对谈人：听说您不仅善治内科病症，并且还治好了许多外科病症，可以举个例子吗？

熊继柏：举一个外科的疑难病症：患者是外国人，男性，39岁，是科威特的一位飞行员。他全身长脓包，在其前后阴周围部位及腹股沟部、腋窝部、颈部几处的肌肉深层频发肿块，发则持久不溃，疼痛难忍，伴全身发低热，已有2年，西医诊断为多发性深部脓疡。在科威特治过，也到美国治过，服药未能控制，每次局部手术切开从深部排脓，切开了又长，长了又切开，已切过30余刀。我看到这个病人的时候，他睡在床上不能下地，说话声音低微，走路不稳，有气无力，一条腿迈不动，疼痛，前阴左侧腹股沟处还长有一个脓包未切除，前几天还曾开了一刀，刀口还没完全愈合，仍贴着敷料。他还有点发烧，但体温不超过38℃。他不能吃饭，每天喝一点点牛奶，下楼、上楼、坐电梯全靠他的哥哥扶着，躺在床上、坐在沙发上要起身也要他的哥哥扶。他身上刀口上面又是刀口，刀口旁边也是刀口，横一刀、竖一刀，刀痕累累。舌淡苔薄，脉象虚细。

这个病人的难点在哪？一个问题就是深部的脓疡还在接二连三地长，这也是他要来解决的主要问题。但是现在还面临一个更重要的问题，就是一派的虚弱证候，胃气伤了，不能饮食，体虚比较严重，不能走路。现在既要解决他长脓包的病，还要解决他目前的虚弱，怎么办呢？

我当时考虑，先解决虚弱，把人救了再说，然后再来治病，这就是我当时确定的方案。我给他开了一个香贝养荣汤，这是第一个方，先救正气。香贝养荣汤也是常用方，尤其是外科的常用方。吃了10付之后，病人能够吃饭了，可以起床了，能够下楼了，还跑到长沙去看风景。这就好办了，下一步就开始治疗那个长肿块脓包的病症了。

这个脓包是什么病呢？按照我们中医外科的辨证纲领，应该分阴阳。阴者，深层的脓肿，称为疽;阳者，浅表的脓肿，称为痈。阳证是发热的，阴证是不发热的，阳证是易溃的，流脓血的，阴证是不易溃的，是流水的，这是严格的区分。那这个病人的脓包算痈还是算疽呢？我到现在都还没搞清楚，如果是疽，可切开以后是脓血；如果是痈，可根本流不到浅表来。我虽然把这个病治好了，但到现在还下不了定义。我们的外科书上不是有个流注吗？《医宗金鉴》中说流注是"留结肌肉筋骨间"，又说"溃近骨节治难痊"，意思是留连筋肉骨髓间，是不容易溃散的。但是流注是到处发生，而这个病人只局限在阴部、腋下和颈部，只有三个地方，所以这个病到现在我还没有给它确定一个中医的名称。这里也只好用了西医的术语——深部脓肿。

那这个病人第二个处方开什么？他是在深部溃脓，总是不到浅表来，厉害的时候也会发低热。为什么老是在里面化脓？为什么不能顶出表层？要怎么才能解决这个问题？想来想去，用了一个黄芪透脓散，又是一个外科方。黄芪透脓散可以补气、透脓，不让脓肿在深层发展，让它到表皮来，到了表皮也好处理些，免得西医同志去开刀，因为长在表皮可以敷金黄散或二味拔毒散。我还没想到彻底根治，就是把脓肿先"顶"出来再说，这是第一个想法。

再一想，可能还不够。他总是那么长脓肿，长了好几年，源源不断地长，肯定是热毒深伏、瘀热内结。所以按照这样的想法，第二个方就开了一个犀黄丸，有乳香、没药、犀牛黄、麝香。

病人服了三个多月的药，把这个顽固病症彻底治愈了。由此我得到了中医外科方面的一个重要临证经验。

六、谈中医基本理论的形成

对谈人：我们特别感兴趣，作为一名中医临床家讲中医理论，而不仅仅是单纯的理论研究者，您认为中医基础理论是怎么形成的？

熊继柏：我觉得有三点内容要讲：

第一点，中医学的理论起源于我们的古人，是古人在实践中逐步认识出来的。

根据《山海经》记载："河洛之鱼，食之，已痈。"意思是有一种鱼叫河洛鱼，吃了以后可以治痈疮。这是人们在实践中发现的。《素问·移精变气论》记载："往古人居禽兽之间，动作以避寒，阴居以避暑。"意思是人天冷起来了就活动，天热起来了就躲到山洞里或树荫下面去。古人当时就这种认识，没有内忧外患。所谓内忧外患，就是没有焦虑，没有家里的繁琐事情，没有升官发财的欲望。此为"恬淡之时"，心里很安静，就是为了生存，故可"移精祝由而已"。"移精"就是移易精神，"祝由"就是说明你的病由，就是现在的心理疗法、精神疗法，把精神调整一下就可以治好病，就这么简单。后面又讲"当今之世不然……祝由不能已也。"意思是现在的人用

"祝由"就没有效果了。这说明往古之人和禽兽住在一起时，就知道"移精祝由"是一种治疗方法，是他们在日常生活实际中摸索出来的。

再比如《说文解字》注释"砭"字，"砭，以石刺病也。"砭石就是最早的针，最开始古人用石头做针刺。《华阳子》中说："神农尝百草，一日而遇七十毒。"这一系列的文字记载都说明我们中医的起源，中医理论的起源，中医知识的起源，都是来源于实践之中，是古人在实践中的不断总结，逐步认识。

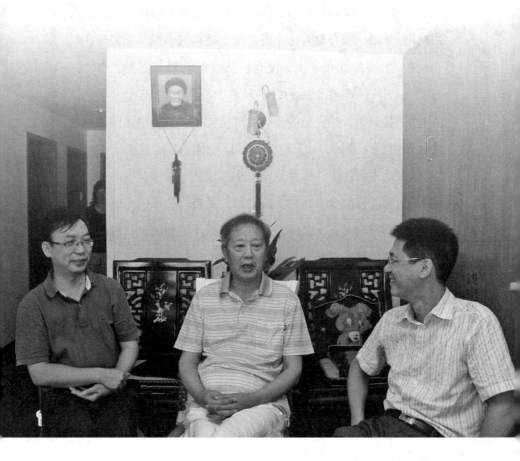

第二点，中医的理论体系是古人在逐步认识总结升华之后发展形成的。

比如说中医学理论，在《内经》之前是极不完整的。《扁鹊仓公列传》中记载的最早的诊籍二十五则，是最早的医案记载，只能算是个案而已。到了《黄帝内经》以后，就开始形成完整的中医理论体系。

我归纳《黄帝内经》有十大理论体系：第一是阴阳五行学说；第二是脏象学说；第三是经络学说；第四是诊法学说；第五是病因病机学说；第六是病证学说；第七是治疗学说；第八是针刺学说；第九是养生学说；第十是运气学说。我们现在的教材一般讲是九大学说，没有包括针刺学说。但我觉得"针刺"也是一大学说，因为针刺起源于《灵枢》。这十大学说就构成了我们中医学完整的系统的理论体系。我们中医学就是从《黄帝内经》开始，才有这完整的理论体系。而这个完整的理论体系是古人逐步认识并总结升华形成的。在《黄帝内经》之前，包括《扁鹊仓公列传》的诊籍，还有马王堆出土医书中的《十一脉灸经》《五十二病方》等，都是不完整的。只有从各个不同的侧面逐步总结，才能形成完整的理论体系。

《神农本草经》是最早的药物学著作，虽然只记载了365种药，但却奠定了药物学说的基础。到了《新修本草》《本草纲目》就发展了很多，记载药物的数量达到了数千种。《伤寒论》《金匮要略》是从《内经》的基础上发展的，创立了辨证施治的完整体系。《伤寒论》的"六经"来源于《内经》的《素问·热论》，《金匮要略》的理论来源于《内经》的"病证学说"。

再比如说"八纲学说",包括阴、阳、表、里、寒、热、虚、实。《内经》《伤寒论》中没有明确地讲,《金匮要略》中也没有明确地讲,但我们现在都讲"四诊八纲",其实"四诊"在《内经》中讲了,《难经》中也讲了:"望而知之谓之神,闻而知之谓之圣,问而知之谓之工,切脉而知之谓之巧。"另外,"八纲"说到底还是源自《内经》的。《素问·调经论》中记载有"阴虚则内热"、"阴盛则内寒"、"阳盛则外热"、"阳虚则外寒"。阴虚、阴盛、阳虚、阳盛,"阴阳"都有,"虚实"也有;外热、外寒、内热、内寒,"内外"、"寒热"也有,"内外"就是"表里"。其所包含的阴、阳、虚、实、内、外、寒、热,不就是"八纲学说"吗?可见"八纲学说"的原型就是出自《黄帝内经》。

所以"四诊""八纲"的原型还是出自《黄帝内经》。由此我们可以认识到,中医理论是逐步形成和发展完善的。

再比如"三因学说",即内因、外因、不内外因,通常都认为这是陈无择讲的,其实也是源自《内经》的。《素问·调经论》说:"夫邪之生也,或生于阴,或生于阳。其生于阳者,得之风雨寒暑;其生于阴者,得之饮食居处,阴阳喜怒"。这就形成了一个"内因"、"外因"的理论。《金匮要略》说:"千般疢难,不越三条:一者经络受邪入脏腑,为内所因也;二者四肢九窍,血脉相传,壅塞不通,为外皮肤所中也;三者房室金刃虫兽所伤。以此详之,病由都尽。"这就是在《内经》的基础上再发挥了一条,就形成了内因、外因和不内外因的理论。陈无择只是把这三条取个名目而已,其实这些都是古人的东西。

由此我们就可以看到,中医基础理论是古人在实践中逐步认识、发展、升华、总结出来的。

第三点是中医与"巫"的关系。

有人说:"中医与巫有密不可分的关系,中医起源于巫。"其实这种说法是错误的。在中医理论还没有发展形成体系之前,我国古代的确"巫"比较盛行,人们敬菩萨、求神、烧香、磕头,祈求消除疾病。后来,随着医学知识的发展,人们逐渐认识到"巫"是骗人的,于是就要发展"医"。"医"和"巫"就开始形成了对立。在"巫"盛行时,"医"被"巫"所激发而发展,甚至可以说最初是"巫"促使了"医"的发展。

其实,中医是不信"巫"的。《扁鹊仓公列传》中有"六不治",其中第六条不治就是"信巫不信医,为第六不治"。《素问·宝命全形论》中记载:"道无鬼神,独来独往。""道"就是指医道,医道是没有鬼神的,独来独往的。这话说得很"硬",就是坚决反对鬼神论。《素问·五脏别论》中记载:"拘于鬼神者,不可与言至德。"意思是被鬼神所束缚的人,不要和他讲医学道理。由此可见,中医与巫是格格不入的。

对谈人:作为一位临床五十多年的中医实践家,您眼中"中医与传统文化"有什么样的关系?

熊继柏:中医学理论不是一个单独的学科理论。就拿《黄帝内经》来说,张景岳说:"《内经》上极天文,下穷地纪,中悉人事。"所以古人认为《黄帝内经》是古代的一部百科全书，它涉及很多方面。

第一是文学。像《内经》《难经》《伤寒论》及《金匮要略》，都受先秦文学的影响，我们的古人写书都是很有文化功底的。为什么我们后人读这种书有困难呢？是我们文化功底不够。所以我们中医高等院校开设的《医古文》课，就是一把读书的"钥匙"，就是为提高阅读古典医籍的能力而开设的。所以，搞中医的人要学一点文字方面的基本知识，这样才能了解古代文化。

中医学和文学是分不开的。《内经》中许多文辞都是相当文雅的。比如我随便举个例子，《素问·天元纪大论》中说："太虚寥廓，肇基化元，万物资始，五运终天，布气真灵，摁统坤元，九星悬朗，七曜周旋，曰阴曰阳，曰柔曰刚，幽显既位，寒暑弛张，生生化化，品物咸章……"文彩相当好。有人认为《素问·天元纪大论》是唐代王冰所作，姑且不论是不是王冰写的，文辞功夫的确非常好。

我认为中国历代医学家中文辞功底最好的当推明代的张景岳。张景岳的《类经》《景岳全书》，尤其是《类经》中全是赋体文章，所以他是我们中医界的一个大才子。当然，后代也有不注重文辞的，比如清代有个别的医学书籍，讲了许多俗话。但是总的来讲，中医首先必须是"儒"，先"儒"而后"医"。纵观中国历史上的名医，都是这个规律，先"儒"而后"医"。

第二个就是哲学。中医是讲究"辩证法"的。中医治病一定要辨证，中医讲生理、病理、诊断、治疗，以及认识自然界的万物，都是讲究"辩证法"的，这就体现在始终贯穿的哲学思想。中医的阴阳对立统一的理论，阴阳升降出入的理论，阴阳寒热的转化理论，中医认识物质与运动的关系，认识形与神的关系，认识人与自然的关系等等，都离不开哲学的思想，哲学的方法，与哲学是分不开的。"一阴一阳之谓道"，中医认识天地之间、宇宙万物、昼夜之间、四季循环之间、人体内外、人与自然的关系，都是讲"辩证法"的。尤其是辨病证时，为什么来个"八纲辨证"，"气血津液辨证"，无非就是讲"辩证法"。

第三，中医学与军事、数学、天文、地理等各学科知识也相关。徐大椿有一句结论性的话是"用药如用兵"，确实是这样。我经常讲，如果这个病我看准了，我要遣一个什么方，这个方就是我派的"部队"。这个方由哪几味药来组成，里面谁为主，谁为次，谁是带路的，谁是帮忙的，就是君、臣、佐、使。我还要加一点什么力量进去，这不是调节的药吗？我经常说看病就好比打枪，瞄得准不准，就是我们诊断和辨证的功夫，功夫到家了，就"瞄得准"，功夫不到家，就"瞄不准"。瞄准之后，我的枪要好，"枪"就是我们的方，用的药就是"子弹"，"枪和子弹"必须要到位，方药到位了，病就治得好！我经常给学生讲，当医生就好比公安局破案，案件发生在长沙，而罪犯跑到武汉去了，如果你没搞准，以为罪犯在湘潭，派警察去湘潭，岂不是南辕北辙？虽然这个举例不是十分恰当，但却形象地反映了中医辨证的实质。所以我们中医看病一定要分析、判断、用药、用方，跟用兵是一致的。在《黄帝内经》里面，数学、地理、天文、物候、气象等知识都具备。比如说数学，《内经》中的《灵枢·九宫八风》就是讲数学，《素问·六节藏象论》讲历法，运气七篇大论是讲气象、讲物候，《素问·异法方宜论》是讲地域差别的，真是包罗万象。所以，学中医不仅要有古代文化基础、哲学基础，还要了解天文知识、地理知识、人情知识，这些知识都要具备。

我们中医有"三因制宜"学说，即"因人制宜"、"因地制宜"、"因时制宜"。我曾经开过一个玩笑：年轻的时候我曾经在陕西短期逗留，发现当时有些当地人不象我们南方人一样经常洗澡，所以他们偶尔在澡堂泡澡的时候，一搓身上的黑泥就下来了，吓得我不敢下澡池去洗了，只得每天拿半桶开水，兑上冷水后在厕所冲澡。看到我每天都洗澡，西安的一位老师就笑我："熊老师，你为什么这么瘦，我给你找出原因来了，你天天洗澡，把元气都洗完了。"我回敬他："你们不洗澡，所以你们多一层腠理，就不容易感冒，因为外邪打不进去。但如果一旦外邪打进去了，就不容易出来。于是我悟出一个道理，为什么吴鞠通发明桑菊饮、银翘散，是出自江南的关系。而桑菊饮、银翘散对你们这儿的人可能不起作用，因为你们西北人不洗澡，有多层腠理，外邪不易出去，所以你们必须用麻黄汤、荆防败毒散。"大家哄堂大笑！我虽然是开玩笑，但这说明一个道理，就是要"因地制宜"。

再讲"痹证"这个病吧！"风气胜者为行痹，寒气胜者为痛痹，湿气胜者为着痹。"这是古人讲的三种"痹"。可是从我几十年的临床实际接触来看，长江以南的痹证大概十之七八是湿热，十之二三才属于单纯的风、寒、湿痹。长江以南的风湿性关节炎患者大多为湿热型，所以临床上用的方绝不是单纯的防风汤、乌头汤、薏苡仁汤，而是绝大多数用吴鞠通的"宣痹汤"、《医宗金鉴》的"加味二妙散"、朱丹溪的"四妙散"。这就是一个很典型的例子，地域使然嘛！

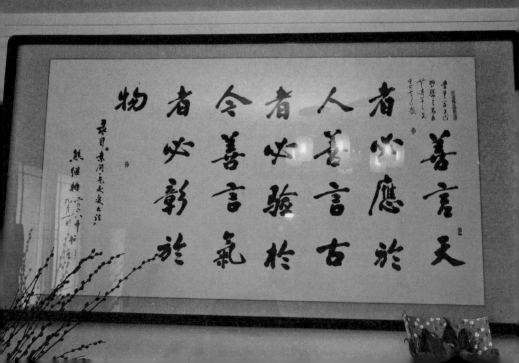

七、谈中医的理论体系

对谈人：请您讲一些让老百姓能听得懂的中医基本理论知识，如阴阳五行、脏象学。

熊继柏：先讲阴阳五行。其实，用现在的话讲，阴阳就是辩证的法则，它就是一个辩证法。《内经》里面讲"阴阳者，天地之道也。"道，就是法则，就是规律。自然界万物的一个法则就是阴阳，就是一阴一阳。所以《易经》中讲"一阴一阳，谓之道"，就是一个对立统一，把任何事物分成两个方面，这两个方面都是统一的，表面上看是对立的，实际上是统一的。但任何事物都有两面性，这就是辩证法，这是一成不变的辩证法，可以说这是个定律，我们中医学就用这个定律，用这个辩证法来认识一切事物，如认识自然，认识人体，认识生理，认识病理，确立诊断，指导治疗，包括认识药物，全部都是按照阴阳来分类的。

实际上它就是一个辩证法。比如说天地，这是一个宇宙，一个浑然一体的东西，天为阳，地为阴，这不就分阴阳了吗？再比如昼夜，白天就是阳，晚上就是阴，其实就是一天24 小时；比如一年四季春夏秋冬，春、夏为阳，秋、冬为阴；

比如上下，上为阳，下为阴；比如左右，左为阳，右为阴；比如一座房子有内有外，外为阳，内为阴；比如这个桌子，有上有下，上为阳，下为阴；比如这个杯子，有外有内，外为阳，内为阴……什么事情都可以用阴阳来认识它，它既是一个整体，又必然是两面的。

对人而言，男的就是阳，女的就是阴；人有五脏六腑，五脏为阴，六腑为阳；人有气血，气为阳，血为阴。其实就是以一个辩证法则来认识事物的整体。为什么要用辩证法来认识呢？因为要认识事物的内在联系，认识它的变化。

《内经》讲："阴阳者，天地之道也，万物之纲纪，变化之父母，生杀之本始，神明之府也。"意思是说我们中医都要以阴阳的辩证思维、法则去认识事物。张景岳的《类经》讲了一句很重要的名言，就是"阴阳者，一分为二也。"这个一分为二，毛泽东主席也经常讲，就是把一个完整的事物从两个方面去认识，这样就能掌握它内在的联系了。所以阴阳五行实际上是中医学的理论工具、理论核心，中医认识事物，认识生理、病理，指导治疗和诊断，都是用阴阳法则去辩证思维的，是一个理论工具。

阴阳是一个事物既对立又统一的两个方面，阴阳中可以再分阴阳。比如说一幢房子，东边是阳，西边是阴，外面就是阳，里面就是阴，上面就是阳，下面就是阴，这就分出阴阳来了。一个小的东西照样可以再分阴阳，不管多大多小的东西都可以用阴阳去认识它，把它一分为二，这就是阴阳再分阴阳。其实不能说哪个东西就一定是阴，哪个东西就一定是阳，阴中还有阴阳，阳中也还可分阴阳。"阴阳者，数之可十，推之可百，数之可千，推之可万，万之大，不可胜数，然其要一也。"阴阳中可以再分阴阳，这就是中医的一种辩证观。

普通老百姓对阴阳这个词感觉很玄，但实际上阴阳就是一分为二的辩证法则。

再讲一下五行。五行讲的就是金、木、水、火、土，是拿五种物体作为一个形象，用来联系事物，认识一切事物的内在联系，利用它们的内在联系就可以认识它们的内在变化。所以说到底，用现在的话来讲，五行就是系统论。

我们中医认识事物就是用五行为代表来归类一切事物，并认识事物的内在联系，认识事物与外在其他事物之间的联系，认识事物的变化。它有一个规律，就是五行相生相克的规律。木生火，火生土，土生金，金生水，水生木，这是相生的规律；木克土，土克水，水克火，火克金，金克木，这是相克的一般规律。这些规律有什么用呢？从生理上讲，五脏之间是有联系的，肝属木，肝气可以克侮脾土，脾土就不至于壅滞，若肝气失于疏泄，脾土就会壅滞，就不能正常运化；脾土是克肾水的，土能克水，土能制水，水就不至于泛滥；水是克火的，肾水能够制心火，心火就不亢奋，就不上炎，就不会出现心烦失眠、口舌生疮；火是克金的，心火能制约肺金，肺金之气就可以清肃，肺气就不会壅滞；金是克木的，肺金之气下降，肝木之气就不上亢。有正常的制约关系，才有正常的生理关系，如果没有正常的制约关系，就会产生偏颇。

再比如相生关系。肝血充足就可以养心血，这是木生火吧；心火旺盛，脾的运化功能就正常，这就是火生土；土生金，脾土健旺，中焦的运化功能正常，就可以养肺金。所以我们在临床上观察肺虚的病人，比如肺结核病人，不仅咳嗽、气短，还会出现饮食少，食欲很差，大便溏泻，精神疲乏，一动就气短，最容易感冒，受不得一点风，这就是长期的肺结核，肺虚了。肺虚到一定的程度，不能直接补肺，要补土。为什么呢？因为土生金，中医治法叫培土生金。所以肺结核后期的治疗要用六君子汤为主方，要补土，在补土的基础上再加点补肺金的药，比如六君子汤加白及、百部，这是我经常用的有效方。

土能生金，金生水，肺气充足可以养肾水，这就叫金水相滋。所以临床上有肺肾阴虚的，我们要肺肾同治，用金水相滋的方法。比如虚人的气喘、口干、手足心热，一动就气喘，是属于肾虚气喘，你不仅要治肾，还要治肺。《难经》讲："呼出心与肺，吸入肾与肝。"因为肺与肾是金水两脏的关系，是金水相生的关系，所以这个时候要用七味都气丸、八仙长寿丸，或者是六味地黄汤合生脉散。这就是金水相滋。

水生木，肾水充足就可以养肝木。如果水不足，肾水虚，就可以影响肝脏，可以造成肝阴虚，所以临床上有一个水不涵木的病理机制。比如温病后期，临床上最常见的就是乙脑后期，热伤真阴，伤了肾水，可以造成动风。老年人肾亏了以后肾阴不足，也可以出现动风，出现高血压、震颤、麻木，这叫水不涵木，就是水不能养木，也就是肾不能养肝。治法就要滋水来涵木，可以用大定风珠，它是滋水涵木的典型方剂。肾虚眩晕要用左归饮，要用杞菊地黄丸，这也是滋水涵木的治法。

这就是五行的相生相克理论。所以我们中医用这个规律来认识事物的内在联系，认识人的生理，人的病理，用于指导治疗。所以说五行是一个系统论。

五行是用以联系和归类一切事物的系统，把人和自然界相联系，把人体内的系统相联系。比如木，《内经》的原文说："在天为风，在地为木，在脏为肝，在体为筋，在窍为目。"把这些东西联系起来，在天就是风气，吹动的风，在地就是木，木就生风，风就属于木。用木来联系，在人体就是肝脏，在五体就是筋，在九窍就是目，都是属于木行的范围。再比如土，《内经》原文说："在天为湿，在地为土，在脏为脾，在体为肌肉，在窍为口。"再把这个土的范围和前面木的范围联系起来，就认识到木和土是个什么关系了。

总之，五行系统论一是认识事物之间的变化关系，二是把一切的事物用五行来归类。这就是五行的作用。

前面讲五行相生相克的变化，是讲正常的变化，有生就有克，有克才有生，事物才能生生不息。比如一年四季，春天属木，夏天属火，长夏属土，秋天属金，冬天属水，这样就形成了一年四季木、火、土、金、水的变化规律。这个变化规律在自然界就起了作用，春天主生，夏天主长，长夏主化，秋天主收，冬天主藏，自然界的万物就有了生、长、化、收、藏这样一个基本的演变过程。如果没有生就不可能有长，没有长就不可能有化，没有化就不可能有收，没有收就更不可能有藏。春天生得好，夏天就长得好，秋冬就有收藏，秋冬收藏得好，春夏才有生长，所以是相辅相成的。春天属木，木生火就有夏天，火生土就有长夏，土生金就有秋天，金生水就有冬天，这就是一个相生的规律。所以这就是一种联系，就是一个系统论，只是说得通俗一点罢了，不要认为五行玄得很。

此外，五行还有一个特殊的变化，就是乘袭反侮，这是在病理上的。如果某一个行过旺就会产生偏差，某一个行太衰也会产生偏差。中医认识的这个规律就是病理变化的规律。不仅在人体病理上是这样，在自然气候上也是这样。比如《内经》上讲："气有余，则制己所胜而侮所不胜；其不及，则己所不胜侮而乘之，己所胜轻而侮之。"假如木有余，在人体是肝气有余，在自然就是风气有余，这是一个意思，这是举例而已。假如人体是肝气有余，肝气太旺，"则制己所胜而侮所不胜"，己所胜就是木所胜的，木所克的是脾土。肝气太旺就制约脾土，脾土就受欺侮，它的病变就出来了，形成肝旺脾虚的病变。木气太亢，脾气就虚，所以我们临床上有肝气犯胃的病变，可以出现胃痛，肝气侮脾也可以出现泄泻，也可以出现不欲食，这都是属于"制己所胜"。"侮所不胜"就是反侮制约，制约肝木的是肺金，肺金本是制约肝木的，制约肝气使它不至于上亢。但肝气现在偏偏亢胜，它便可以反侮肺金。我打个形象的比喻：这个人上有领导，下有下级，这个下级就是他所制约的，他的上级就是制约他的，也就是"所不胜"的。如果他现在很凶，他首先把他的下级欺负了，进而又去欺负他的上级，这就是"气有余，则制己所胜而侮所不胜"。

"其不及"，反过来了。还是以肝气为例，如果肝气不足，它虚弱了，则"己所不胜侮而乘之，己所胜轻而侮之"，本来制约它的是肺，肺金就越是欺侮肝木。脾本来是长期受肝制约的，肝木现在虚弱了，脾土可以反过来欺负肝木。还拿刚才那个比方来说明。如果这个人现在很弱了，他的上级看你太弱了，不把你当回事，老是欺负你；他的下级也反过来欺负他。这些就是病理上的反映，也就是五脏之间病理上的反映。

因为中医始终是讲整体观的，五脏之间的病变是相互传变的，"五脏相通，移皆有次，五脏有病，则各传其所胜"，这是必然的规律。五脏有病都可以传给它所受制的那个脏。《金匮要略》说："见肝之病，知肝传脾"，就是举一个例子。像刚才讲的肝气有余就传于脾，脾就受病，肝的病就可以传给脾；肝气太盛可以反侮肺，肺金马上就有病，这就是系统论。

所以我们认识了五行的这样一个相生相克规律，就可以认识人的正常生理，认识人体与自然以及人体内部各个方面的联系。认识了五行之间的乘袭反侮以后，就可以认识病理变化，尤其是人体五脏内部系统之间的制约变化。

另外，以自然为例，我们分析自然界的气候变化是离不开阴阳五行的。运气学说就一定要以阴阳五行作为推演的基本法则。比如我举个例子，今年是丁亥年，丁壬化木，今年是木运，木运有太过与不及，丁是阴年，奇数为阳，偶数为阴，甲、丙、戊、庚、壬年是阳年，乙、丁、己、辛、癸年是阴年。丁年是不及之年，丁年本来是木运，但是它属于不及之年，就是刚才我讲的"其不及"。"其不及"，那今年这个木运就是木运不及，"己所不胜侮而乘之，己所胜轻而侮之"，就是这个变化。我们首先分析一下气候，再分析一下人体，就根据五行来推演。《素问·气交变大论》说："岁木不及，燥乃大行"，燥气就大大地流行。燥气是什么气？"燥者，干之"，就主干，就天旱，今年气候就已经兑现了，就确实天旱。你看今年在我们中国的国土上，天旱的情况是大多数。当然它不可能是绝对不下雨，但即使下雨都是一种游走性的，短暂性的，总体是天旱，这就是与木运不及有关。有的人以为学运气是搞算命的，阴阳五行就是搞八卦搞算命的，其实不然，我们不讲八卦，我们就运用五行这种系统论来认识事物的变化。

以上是从气候来讲，再说一下对人体的影响。木运不及，"其不及"，"己所不胜侮而乘之"，燥乃大行，"己所胜轻而侮之"，就会脾气壅盛。今年应该多什么病呢？今年应该是肝病比较多。因为木不及，土就旺，脾病反而比较多，因为木气不能制脾土。另外，肺金病也比较多，就是关于肺气的病比较多。那就三个地方有病，一个是肝，一个是脾，一个是肺，肝多虚证，脾多实证，肺多实证，肺气致病多偏盛，肝气致病多偏虚，因为肝木是偏虚的，这就是今年一年的脏腑病变的基本规律。当然，这不是讲各个时期都是这样，但是我们要了解它的一个基本的趋向。

这就是从五行的变化，生、克、乘、侮，就四个字，一个相生，一个相克，一个乘袭，一个反侮，从生、克、乘、侮这四个字我们来认识人与自然界气候变化的关系，认识人体的内在联系，认识人的生理病理。所以说到底，阴阳是辩证法，五行是系统论，这就是中医的阴阳五行。

我们讲中医的基本理论有时候讲得很复杂，其实那是人为的复杂化。应当明确，我们学中医的目的是为了服务临床，指导临床，不是要绕圈子、讲空话。而有些人喜欢绕圈子，以为越复杂就越是有学问，可能他自己其实也没有搞明白，别人更加搞不明白。《内经》有句话可谓一针见血："故知其要者，一言而终；不知其要，流散无穷。""知其要"是指抓住它的关键、要点，"一言而终"是指一句话就能讲清楚；"不知其要"，你没有抓住它的关键，没有抓住它的要害，则"流散无穷"，那么你讲半天都是白讲的，越讲越收不了场。好比我们老师上课，那个问题自己没有搞明白，就是在那儿绕圈子，讲得好复杂，学生茫然，越搞越不明白。

对谈人：这个总结非常好，实际上是抓住了最根本的东西。现在请您讲讲中医脏象学吧！

熊继柏：关于脏象学，中医不讲脏腑，讲脏象。这个概念与西医是不同的，西医讲的是脏腑，中医讲的是脏象。西医重视的是脏腑的解剖，而且讲得很入微，心脏有几个孔，哪个血管在哪儿，心室、心房在哪儿，讲得很细微。中医有没有解剖呢？其实中医有解剖，在《灵枢·经水》中有："夫八尺之士……其死可解剖而视之。""解剖"这两个字在《内经》里面就有，这个术语出自两千多年前的《内经》，而不是西医发明的，并且《内经》及《难经》记载了胃有多大，能装多少饮食，肠子有多长，肝在哪个地方，肺在哪个地方，有几叶，胆在哪个地方，清清楚楚。后来清朝又出了一位中医王清任，他

谈中医的理论体系

131

是专门研究活血化瘀的，他听说哪里杀了人就要跑去看，并且剖开来看，专为了解脏腑解剖。但因为他看的都是些死人，所以他认为人体以瘀血为主，所以他治什么病都是祛瘀血。这虽然是他的一个偏见，但却有独到之处。他创立的几个逐瘀汤确实有独到的疗效，他确实是从解剖这个角度去认识的。这就说明中医本来就有解剖。

脏象一词首见于《内经》的《素问·六节藏象论》，原文曰："藏象何如？"张景岳有一句明确的解释："脏居于内，形现于外，故曰脏象。"脏居于内，就是人的五脏六腑是居于体内的，这就是解剖，这是实质性的东西，比如心脏、肝脏、脾脏、肺脏、肾脏、胃、肠、膀胱，这就是"脏居于内"；"形现于外"是指脏腑的功能活动表现在外，中医的奥妙就在于此，我们中医讲脏象重点是看这个"象"，看脏腑的功能表现。每一个脏都有它的功能表现和功能职责范围，

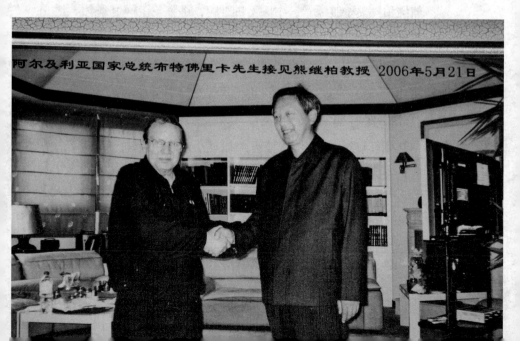

阿尔及利亚国家总统布特佛里卡先生接见熊继柏教授 2006年5月21日

这些功能活动表现在外，是我们可以看到的，所以称之为脏象，不称之为脏腑。西医一般只注重前者，只注重"脏居于内"，不太注重"形现于外"。就好像我们现在看部门，这公路归哪里管？归交通厅管；这电归哪里管？归电力局管；这水归哪里管？归自来水公司管。我们就看这个现象，看它归哪个系统，这就是中医理论的思维。中医认为人体以五脏为中心，从人体外在的功能表现来定义属于五脏哪个系统管，所以后世又称之为五脏系统。中医就是以五脏为中心来认识整个人体的生理功能，也就是五大系统，这五大系统就统管人体所有的生理功能。因此我们必须搞清，哪一系列的功能属于哪个系统，比如你不能把电搞成自来水公司管的，不能把水搞成交通部门管的。这就是中医的脏象理论。

《内经》论述脏象的内容很丰富，主要包括脏腑和血气精神两大部分。脏腑部分包括五脏、六腑、奇恒之腑的生理、病理，脏腑之间以及脏腑与其他组织器官之间、脏腑与外界之间的各种联系等内容；气血精神部分包括血、气、精、神的化生、运行、功能及其与脏腑之间的密切联系等内容。这些内容形成了人体以五脏为中心的五大生理系统，成为中医学理论中的基础核心部分。

1. 五脏六腑的功能特点

《灵枢·本脏》指出："五脏者，所以藏精神血气魂魄者也；六腑者，所以化水谷而行津液者也。"五脏主藏精、藏神，如《灵枢·本神》所说："血脉营气精神，此五脏之所藏也……肝藏血，血舍魂……脾藏营，营舍意……心藏脉，脉舍神……肺藏气，气舍魄……肾藏精，精舍志。"即肝主藏血以舍魂，脾主藏营以舍意，心主血脉以藏神，肺主藏气以养魄，肾主藏精以舍志。血、脉、营、气、精为五脏所藏，神、魂、魄、意、志亦为五脏所藏。五脏主藏精，精是神的物质基础，有精而后有神，故五脏藏精又藏神。六腑主传化水谷而运行津液，如胃主受纳熟腐水谷，小肠主分别清浊，大肠主传导糟粕，膀胱主储存和排泄水液，三焦主通调水道，胆主储存和排泄胆汁等。《素问·五脏别论》对五脏六腑总的功能作了明确的划分："所谓五藏者，藏精气而不泻也，故满而不能实；六腑者，传化物而不藏，故实而不能满也。"五脏主藏精气而不传化水谷，具有满而不能实的特点。满，指精气盈满；实，指水谷充实。六腑主传化水谷，传导糟粕而不储藏精气，具有实而不能满的特点，只宜为水谷充实，不能像五脏那样保持精气盈满。由于五脏主藏精气，五脏的精气充盛，人体才能发挥其正常的功能活动。如果精气亏虚则五脏失养而产生病变，因而五脏的病变每以虚证居多，诸如心血虚、肺气虚、脾气虚、肝血虚、肾精亏损等，于是治五脏病亦当以补养其精气为主。六腑主传化水谷，必须传化通利，才能保持正常的功能活动。如果传化不利，便使六腑闭塞而产生病变，因此六腑的病变每以实证居多，诸如胃肠积滞、胆气横逆、三焦气机滞塞、膀胱蓄水、大小便不通等，于是治六腑病应当"以通为用"。

以五脏六腑分而论之，其职有专司而功能各有所别。《素问·灵兰秘典论》指出："心者，君主之官也，神明出焉；肺者，相傅之官，治节出焉；肝者，将军之官，谋虑出焉；胆者，中正之官，决断出焉；膻中者，臣使之官，喜乐出焉；脾胃者，仓廪之官，五味出焉；大肠者，传道之官，变化出焉；小肠者，受盛之官，化物出焉；肾者，作强之官，伎巧出焉；三焦者，决渎之官，水道出焉；膀胱者，州都之官，津液藏焉，气化则能出矣。凡此十二官者，不得相失也。"这里提出了十二脏腑各自的功能职责：心主神明，为人身之君主，主宰人体生命活动。肺主治节调理，以"肺者，气之本"，司呼吸，调营卫；且"肺朝百脉"，运行气血；肺又主津液输布，通调水道，故谓"治节出焉"。肝气易亢，性似将军；肝藏血而为"魂之居"，又主思维活动。胆主决断功能，《素问·奇病论》作了论证："人者，数谋虑不决，故胆虚。"所以胆被称为中正之官。膻中即心包络，是为"心主之宫城"，护卫心脏，代心行令。脾与胃同主饮食五味的吸收，其中胃为"水谷之海"，主受纳熟腐水谷；而"脾藏者，常著胃土之精也"，脾主运化水谷精微，故二者被后世合称为"后天之本"。大肠主传导水谷变化之糟粕。小肠则承受胃中传下的水谷而主分别清浊。肾主骨，则作用强力；肾藏精生髓，而髓通于脑，故肾又主智能技巧。三焦职司气化，主通调水道。膀胱是水液汇聚之腑，经过气化作用而主水液的排泄。

必须明确，人体十二脏腑既是独立的十二脏器，又是一个统一的整体系统。它们既有各自的主要功能职责，又要依靠相互间的协调合作、密切联系，才能完成人体整个生命活动。《内经》着重指出："凡此十二官者，不得相失也。"正是在于强调中医脏象学说的整体观思想。具体言之，可以从以下三点理解：

第一，十二脏腑在生理上相互联系。

就五脏而言，脏与脏之间有着相生相制的关系，前面已经提到过。《素问·阴阳应象大论》讲："肝生筋，筋生心"；"心生血，血生脾"；"脾生肉，肉生肺"；"肺生皮毛，皮毛生肾"；"肾生骨髓，髓生肝"。即指肝血济心，心血养脾，脾精养肺，肺津滋肾，肾精养肝，此乃五脏之间的相生关系。又如《素问·五脏生成篇》所述"心……其主肾也"；"肺……其主心也"；"肝……其主肺也"；"脾……其主肝也"；"肾……其主脾也"。主者，克制之意。肝气的疏泄可以防止脾气的壅滞，故脾受肝克制；脾气的运化可以抑制肾水的泛溢，故肾受脾克制；肾水的滋润可以上济心火的亢烈，故心受肾克制；心火的上炎可以制约肺气的肃降，故肺受心克制；肺金的肃降可以抑止肝木的亢奋，故肝受肺克制，此乃五脏之间的相制关系。

就五脏六腑而言，脏与腑之间又有着表里相通的关系，《灵枢·本输》指出："肺合大肠，大肠者，传导之腑；心合小肠，小肠者，受盛之腑；肝合胆，胆者，中精之腑；脾合胃，胃者，五谷之腑；肾合膀胱，膀胱者，津液之腑也……三焦者，中渎之腑也，水道出焉，属膀胱，是孤之腑也。是六腑之所与合者。"《内经》指出了脏腑相合、互为表里的关系，可见脏腑之间亦是紧密联系的一个整体。《难经·三十五难》则直接说："小肠者，心之腑；大肠者，肺之腑；胆者，肝之腑；胃者，脾之腑；膀胱者，肾之腑。"

第二，十二脏腑在功能上相互配合。

人体整个生命活动，无论津液的输布，气血的循行，精微的生成，糟粕的排泄，肢体的运动，神志的思维，都要靠十二脏腑功能的密切配合、共同作用。《素问·灵兰秘典论》之所以假借古代政府官职来说明人体内脏的组织关系，并且强调"凡此十二官者，不得相失也"，"主明则下安"，"主不明则十二官危"，正是在于突出脏腑整体功能的重要性。

第三，十二脏腑在病理上相互影响。

由于十二脏腑在生理上的相互联系，功能上的相互配合，因而在病理上亦相互影响。如五脏之间，肝病可以传脾，肝火可以犯肺，肝病可以及肾，肝病亦可以及心。临床上所谓肝气乘脾，肝火犯肺，土不生金，火不暖土，心肾不交，水气凌心，金水失滋等病变，都是五脏之间的相互影响。又如脏与腑之间，亦有肝气犯胃，心移热于小肠，肺移热于大肠，肾移热于膀胱以及肝胆同病，等等。《素问·气厥论》所述"肾移寒于脾……脾移寒于肝……肝移寒于心……心移寒于肺……肺移寒于肾……脾移热于肝……肝移热于心……心移热于肺……肺移热于肾……肾移热于脾"以及"胞移热于膀胱……膀胱移热于小肠……小肠移热于大肠……大肠移热于胃……胃移热于胆。"正说明了脏腑之间在病变上的相互影响。

2. 脏腑与形体组织及四时阴阳的关系

《内经》提出了五脏主五体的理论，《素问·宣明五气篇》讲："五脏所主：心主脉，肺主皮，肝主筋，脾主肉，肾主骨，是谓五主。"《灵枢·本脏》又说："肺合大肠，大肠者，皮其应；心合小肠，小肠者，脉其应；肝合胆，胆者，筋其应；脾合胃，胃者，肉其应；肾合三焦膀胱，三焦膀胱者，腠理毫毛其应。"同时还指出："肝应爪。"《内经》强调五脏合五体，如《素问·五脏生成篇》论述五脏的所合所荣，即"心之合脉也，其荣色也；肺之合皮也，其荣毛也；肝之合筋也，其荣爪也；脾之合肉也，其荣唇也；肾之合骨也，其荣发也。"《素问·六节脏象论》又论述了五脏的其华其充，即"心……其华在面，其充在血脉"；"肺……其华在毛，其充在皮"；"肾……其华在发，其充在骨"；"肝……其华在爪，其充在筋"；"脾……其华在唇四白，其充在肌"。不论其"所合、所荣"，"其华、其充"，都在于说明心主血脉，其华在面；肺主皮，其华在毛；肝主筋，其华在爪；脾主肌肉，其华在唇四白；肾主骨，其华在发。《内经》以内外联系的观点，把体表组织器官划分在五脏统辖之内，这不仅体现了中医脏象学说的整体观思想，并且有效地指导着临床实践。从外在的五体便可以测知内脏的生理功能和病理变化。所以《灵枢·本脏》说："视其外应，以知其内脏，则知所病矣。"

五脏与自然的四时阴阳相通。《素问·六节脏象论》说："心，为阳中之太阳，通于夏气；肺，为阳中之太阴（当为少阴），通于秋气；肾，为阴中之少阴（当为太阴），通于冬气；肝，为阳中之少阴，通于春气；脾，此至阴之类，通于土气（指长夏之气）。"原文明确了五脏与四时相合，是以四时而分阴、阳、太、少。一年四时分阴阳，则春夏为阳，秋冬为阴。

然春夏之阳与秋冬之阴又各有多少之别，所以将春、夏分为少阳与太阳，秋、冬分为少阴与太阴。如张志聪所说："岁半以上为阳，而主少阳、太阳；岁半以下为阴，而主少阴、太阴。"由于春季阳气始生，所以称春为阳中之少阳；肝通于春气，所以肝亦称阳中之少阳。夏季阳气隆盛，所以夏为阳中之太阳；心通于夏气，所以心亦称阳中之太阳。秋季阴气始生，所以秋为阴中之少阴；肺通于秋气，所以肺亦称为阴中之少阴。冬季阴气隆盛，所以冬为阴中之太阴；肾通于冬气，所以肾亦称为阴中之太阴。长夏即至阴，至阴者，阴气将至也；脾合长夏，所以谓脾为阴中之至阴。五脏与四时阴阳相应，这是人体阳气适应自然变化的结果。由于阳气升发于春，盛长于夏，收敛于秋，闭藏于冬，而人的五脏之气与四时阴阳的升降浮沉具有相应的节律性，因而形成了"四时五脏阴阳"的统一整体观。《素问·脏气法时论》提出"合人形以法四时五行而治"，正是强调顺应自然变化，使人体五脏之气与四时阴阳保持平和协调的关系。

3. 五脏与五官、九窍的配合关系

五脏主五官九窍。《灵枢·五阅五使》说："五官者，五脏之阅也。"是说人体耳、目、鼻、舌、唇等五官乃五脏的外候。具体说："鼻者，肺之官也；目者，肝之官也；口唇者，脾之官也；舌者，心之官也；耳者，肾之官也。"《灵枢·脉度》又说："五脏常内阅于上七窍也，故肺气通于鼻，肺和则鼻能知臭香矣；心气通于舌，心和则舌能知五味矣；肝气通于

目，肝和则目能辨五色矣；脾气通于口，脾和则口能知五谷矣；肾气通于耳，肾和则耳能闻五音矣。五藏不和，则七窍不通。"这些论述表明，五官七窍的功能源于五脏，只有五脏的功能正常，精气才能营养七窍，五官七窍的功能才能正常。此外，《素问·金匮真言论》还指出"肾，开窍于二阴"，即肾司二阴。概括言之，五官、九窍均由五脏所主，因此九窍的功能失常，必当责之五脏，并且必须从五脏进行调治。

五脏分主五官、九窍，而五官、九窍又各与五脏相通，其中最突出的是眼目。《灵枢·大惑论》讲："五脏六腑之精气皆上注于目而为之精，精之窠为眼，骨之精为瞳子，即肾之精主瞳神；筋之精为黑眼，即肝之精主黑眼；血之精为络，即心之精主目眦；气之精为白眼，即肺之精主白眼；肌肉之精为约束，即脾之精主眼睑。"这一五脏精气分主眼目各部的理论，是后世眼科学中"五轮学说"的理论渊源，对眼科临床起到了重要的指导作用。

由于中医和西医对脏腑和脏象的认识有区别，所以在认识脏腑病变上西医重视器质，中医重视功能。我前面曾经举过例子：比如西医和中医都讲肝病，这个术语是一样的，但西医讲肝病和中医讲肝病的含义是不同的。西医讲的肝病必须化验，是否有乙肝表面抗原阳性、大三阳、转氨酶升高，这是检验室的结果；或者B超一照，肝脏肿大，肝脏萎缩，肝脏有肿块，这就是肝病。这个诊断过程始终是围绕肝，验血是围绕肝，B超也是看肝脏，尽管肝硬化有脾脏肿大，它还是属肝病。中医就不这么认为了，中医讲肝病，上述西医讲的这些肝病都属于我们中医的范围，但是还有大量肝脏以外的东西我也要考虑。肝藏血，血液的循环功能不好，包括女子的月经有问题，男女的血压有问题，都要考虑肝，因为肝藏血，调节血量的功能失职与肝有关。肝主气机疏泄，气滞、胁痛、胃痛要治肝，这是因为肝气不疏。肝在情志主怒，如果心胸烦躁，抑郁，或者是容易发怒，喜欢骂人，女子的更年期综合征，心情烦躁，精神抑郁，这属于肝病。肝的经脉绕阴器，循少腹，走胁下，上至巅顶，这是它的主要循行路线，是主干道。这些干道所过的部位，乃至它的周围出现问题都属肝病。比如巅顶头痛，这是肝经的头痛，我们称为厥阴头痛；男子的疝气，女子的阴户痛、阴部痉挛疼痛、少腹痛，也属于肝病；两胁痛、乳房痛也属于肝经病。还有肝开窍于目，其华在爪，眼睛的病要治肝。当然，眼睛与五脏有关，但是主要是与肝关系密切。其华在爪，"爪"就是指甲，指甲有病要治肝。还有肝与胆相表里，肝与胆有表里之间的关系，肝胆的病变可以相互影响，胆的病照样要治肝。还有肝主筋，抽筋也要治肝。还有肝主风，"风胜则动"，凡是以动为特点的病症也要治肝。比如眩晕，中医讲"诸风掉眩，皆属于肝"，还有麻木、震掉摇摆、肢体颤抖的也要治肝。比如治眩晕用天麻钩藤饮，治震颤用镇肝熄风汤，治麻木、抽搐用补肝汤，或芍药甘草木瓜汤，都是治肝的。

中医所讲的肝病与西医所讲的肝病范围大不相同，肝病如此，心病、肺病、脾病、肾病哪个又不是如此呢？中医就是这样认识的，这就是以五脏为中心的系统论。

中医的脏象是以五脏为核心来认识五脏与自然界的联系，认识五脏与六腑的联系，认识五脏的经脉循行，认识五脏与体表的关系，这样就把它划分为五个大的系统了。

作为一名中医，要把五脏的整个生理系统了如指掌。就像我们要了解电力系统管哪儿，交通系统管哪儿，水利系统管哪儿一样，在诊断疾病的时候一下就知道是哪里的问题，这就是中医的脏象学知识。

对谈人： 再请您讲一讲中医的诊断学。

熊继柏： 好，现在讲中医诊法。中医怎么诊断疾病？它的原理是什么？就是一句话——"有诸内，必形诸外"，就是根据脏象功能判断人体的生理功能失职，不管哪个系统失职，在外面就会有表象，身体就失常，身体一失常就出现病态，生理失常的病态是由于内在系统出了问题。内在的功能失职，才有外在的症状表现，这叫做"有诸内者，必形诸外"。有正常的生理系统，外面就有正常的生理表现；有正常的生理系统失职，外面才有功能表现的失职。所以我们就可以"司外揣内，以表知里"，这就是中医诊断的原理和依据，即《内经》所谓"视其外应，以知其内脏，则知所病矣"。

中国历史上最早的名医扁鹊，传说他可以隔着墙看人，那是神话，是为了说明他的观察能力、分析能力很到位。所以一个中医的高明之处在于诊断方面十分敏感。这个敏感的基础是什么？就是要十分熟悉人体生理系统。像我刚说的这个脏象的知识，如果你不是十分熟悉，那么人体外面有什么表现你根本就不知道，而且联系不起来，也就找不出毛病了。就像汽车开在路上突然熄火了，一般的司机不知道毛病出在哪个地方？而高明的司机就知道哪个螺丝松了，哪个地方出了毛病，他一下子就可以修好。作为中医，就要有这个能力，病人有一点点异常表现，马上就判断是什么问题，这就是从外察内。

中医的诊断是很全面的，我们讲望、闻、问、切，这四个字出自《内经》，在《难经》里面把它归纳为四诊。《内经》讲："见其色，知其病，命曰明；按其脉，知其病，命曰神；问其病，知其处，命曰工。"《难经》又讲："望而知之者谓之神，闻而知之者谓之圣，问而知之者谓之工，切而知之者谓之巧。"

第一个是望诊，包括望人体形态，望人的神情，还包括望面色和望舌色等，温病学家就特别重视望舌。通过望诊，可以了解人体的变化。比如望舌，白苔主表，白腻苔主湿，黄苔主热，黄腻苔主湿热，黑苔而燥主热毒，黑苔而润滑主寒湿，滑苔主痰，舌红无苔或少苔主阴虚，舌上有裂痕属精血亏损，舌边有齿痕为脾气虚弱，这都是中医望诊的知识。

中医的闻诊包括听声音、听呼吸音等。如呼吸是否喘促，是否咳嗽，你一听就知道。比如百日咳是阵咳、顿咳，白喉喘促而兼犬吠声，这是靠耳朵听出来的。气息慢慢悠悠，一动就喘，不动又不喘，这是虚喘。哮喘病听喉咙必有痰响。比如还有乱讲糊话，这是谵语。还有"言而微，终日乃复言者"，指的是言语很低微，很长时间就讲这么一句话，念一下又再念一下，断断续续的，总是听不清，实际上是元气虚弱了。还有一种闻诊就是用鼻子的嗅觉，比如说肝病，以我的经验，肝病到了非常严重的程度，就会出现特殊的肝臭，是一种讲不出的味道。凡是肝病，只要闻到那个肝臭味，就知道病人很危险了。

再比如我在临床听到的一种死呃声，有的病人快要死的时候有三声呃逆。我讲个故事给你们听听：在早年的时候（"文化大革命"期间），正月初二，我因病重在家躺着，外面下大雪。一农民天不亮就跑到我家，我当时起不了床，一身发抖，病得很厉害。那农民说家里有个患急症的儿子，病得很厉害，前天就大便拉血，在医院找了很多医生都没看好，一定要我去看一下。

我听他讲后就起床了，拄了一根棍子，早饭都没吃就出发了。他家离我家大概有十里山路，我走了大概两三个小时才到他家，外面仍在下大雪。那个男孩叫龙成，到现在我还记得他的名字，18岁。我一到他家，见到操场外面有棵柚子树，树下铺着一件农民用来防雨的蓑衣，孩子就在那里躺着。我说："龙成，你怎么躺在那里，外面冷啊！"他说："我坐在这儿凉快。"就这么一句话，这不是反常吗？下雪了，他却说坐那儿凉快，给我的第一印象是这个病人很反常。

于是我让他进屋来，他进来了就坐在火坑旁边。那时农村的火盆是一个土坑，是烧火取暖用的。我就坐那休息，走路已经很累了。我大概休息了十分钟，就听到病人出了一声呃声，这呃声悠长低沉。

对于这种呃声我很敏感，我是怎么分辨得出这种特殊的呃声呢？书上虽然有过记载，但若没有见过，一下子是听不出来的。早在三年前，曾经有一个农村的农民在山上干集体活，突然下大雨，大家躲在一个土房子里，这时候风一刮，土房子就垮了，于是伤了七八个人。等我们去抢救的时候，看到已经死了两个，我听到有一位老人在死之前出了一声呃声，就是书上说的死呃声，于是我就有这个经验了。

这个龙成坐到那儿，我就听到他的一声呃。我心里一惊，不对！这呃声不对呀！我随即切脉，切到一个"鱼翔"脉，时有时无，两手都是一样。我担心脉没切准，因为我带病走了十里山路，走得气喘吁吁，满身大汗，饭都没有吃，就喝了一杯茶。于是我说过几分钟再看。就在我准备再看脉时，第二声呃声出来了，我一听，第一感觉告诉我是死呃，我马上就肯定了；再切脉还是"鱼翔"脉，左右手都是"鱼翔"脉。

我于是又问他哪里不舒服，他说没哪儿不舒服，就脖子不舒服，就讲了这一句话。他是腊月二十九开始大便下血，腊月三十也下血，去医院没治好。但正月初一竟然没有下血了，初二我去的时候他已经没下血了。我问他当时的症状，他只说脖子不舒服，他讲不出其他什么症状，这是失了神的表现，加上又是"鱼翔"脉，又是呃逆声，实际上病人危在倾刻。

我给他开了一个独参汤，开的是一味高丽参。我跟他哥说："你快去医院拿药，去医院有十里路，这药拿回来，如果来得及吃就马上吃，如果来不及还可以到医院退钱。"那时一支高丽参七八块钱，这对农民来说了不得啊，不像现在。

但在病家送我出门时，病人第三声呃声出来了。我走出他家门大概半里路，这个小孩就死了。可见听声音是很重要的，这就是闻诊。

中医的问诊非常重要。我们讲诊断学有十问：一问寒热二问汗，三问头身四问便，五问饮食六胸腹，七问耳目八睡眠，九问妇女十问小孩。那我们看病是不是每个病人都要来个十问呢？那不可能啊！所以问诊很有技巧，很体现临床水平的。

比如我们两个人问同一个病人，或是三四个人单独问，绝对问话是不一样的。我经验老到，三言两语问清楚了；如果经验不老到，问了很多不着边际的问题，就会问好多啰嗦话。所以问诊是有目的地问。比如病人一来，我第一句话是问他哪里不舒服，他就要跟我讲个主症；如果有人思维不清，讲了很多个病症，我就会再问一句哪里最不舒服，这样首先我要把主症搞清楚。

主症问了，还要问其他兼症，还要分出急症、慢症。比如一个小孩发烧，平时不爱吃饭，睡觉也不好，又多动，身上又痒，又生疮，又容易出汗。我要先把发烧的问题解决了，因此要马上找出发烧的原因。凡遇小孩发烧，首先我看喉咙是否有扁桃体肿大；接着我问他咳不咳嗽，判断是不是肺炎；再问他怕不怕冷，判断是不是感冒。因为一般情况下一定有兼症，对于判断疾病本质是十分重要的。

再比如为了证实疾病的寒热虚实，我会有针对性地问，单刀直入，一语中的。比如对于女子的月经不调，我先要问是提前还是推后，首先把先期和后期搞清楚了。如果她说提前，我第二句要问经量多不多，月经先期量多是实热，月经先期量少是虚热。我是有目的地问，看起来我好像是不经意地问一句话，病人随便答，但我马上就搞清楚了疾病是什么性质。然后我再问腰痛不痛，肚子痛不痛，还有其他什么兼症。然后我再看一下舌和脉，我一综合就出来诊断了。这就是问诊的奥妙。

《内经》里面讲："凡治病必察其下，适其脉，观其志意，与其病也。"治病不仅仅要察色、按脉，还要了解病人的动态，注意病人的举止，观察病人的精神情绪，要全面诊察。孙思邈《大医精诚》指出："省病诊疾，至意深心，详察形候，纤毫勿失。"可见问诊必须详细、准确。

所谓切诊，就是切脉。我们现在这一代的中医很多人都不注重切脉。虽然我们现在的教科书上也讲了一些切脉，但与我们老一辈学习脉诊的方法不一样。虽然我们过去都读各种《脉诀》，如李濒湖的《脉诀》，王叔和的《脉诀》，我甚至都背过，就像作为一年级的课程，首先就要背。而且那个时候学脉诀与现在的意义不同，我们过去读脉诀注重什么脉主什么病症，如寸浮即是头痛，尺浮即是腰痛，看到寸脉浮就认为可能有头痛。

过去中国老百姓的眼里怎么评价中医呢？你给我看脉，讲出什么病来，你这个中医就不错；讲不出来，你这个中医就不过关。就拿这个作为判断中医的标准，这是错误的，而且在这一点上我们中医本身也做了一些误导。其实看脉不是为了这些，看脉是要了解寒热虚实，了解脏腑病变。

我过去在农村当了二十几年医生，就吃尽了这个苦头。病人找我看病，那个时候我还年轻，才十几岁，二十几岁。我年轻，病人就偏要考我，问他病的时候却只让你看脉。

我讲个故事给你听：那时我在湖南的雄黄矿，那是我们国家最大的雄黄矿，是解放初期我们湖南省当地最大的矿山，就在石门县。这个矿山大概有一千多工人。那是在上世纪60年代，我连续给他们治好了三位病人，治好的第一位病人就是厂长；第二位是一个车间主任，支气管扩张吐血，在南京没治好，在我这里治好了；第三位是姓万的工人，常年关节疼。厂长专门用小车子把我接过去了。他们的工人是三班倒，所以有上夜班的工人在休息打牌。我一下车，大家就议论开了，这个年轻人怎么坐厂长的车？有人说："这是厂长接来的医生，这个医生了不得，二十几岁就能当医生，他把我们厂长的病治好了。"工人们又说："这个医生既然有本事，那就先给我们看病。"于是他们围拢过来，在操场上搬了一个凳子让我坐，几十人就围着我要给他们看病。

有一个姓莫的工人，是慈利县人。当时我去的时候是国庆节后，工人都全副武装，全身都穿着厚衣服，戴着帽子，穿着鞋子。他说："先给我看，如果我的病看好了，其他人的病就可以看好了。"这时候我的望诊就已经开始了，没有望出病来，此人声音洪亮，精神很好，动作灵便。他拿个板凳坐在我面前，我说："你哪儿不好？你精神好得很。"其实我在套他的话。我说："你不是开我玩笑吧？"他说："我不是开玩笑，我病了七八个月了，我到处看没看好，并且去了南京看病。"他们最喜欢到南京看病。我说："你告诉我哪里不好。"他说："我怎么会告诉你，你要看脉啊。"就这样要我看脉。我通过望诊、闻诊，可一下没有看出什么病来，他很正常，于是我有点紧张，因为周围围了几十人，都想瞧瞧我到底有什么本事，看不看得出来他有什么病？我跟他从来没见过面，又不认识，我从他的形体、动作上又没有发现任何反常。于是我开始把脉，右手肺脉稍滑大了一点，其他没什么异常。我就想：肺脉滑，我就考虑肺，是否为咳嗽？但他跟我接触好几分钟了，从他讲话开始我就注意他了，没咳一声，他搬板凳来去走动也没喘过粗气，所以不能讲是肺有问题。肺主皮毛，再看他的皮肤、毛发，虽然戴着帽子没看到毛发，但皮肤我看到了，没有问题啊？我又想到肺与大肠相表里，可能是因为大肠有问题，可是他如果有痔疮，走路时姿势该有反常；说他下血也不是这个样子，他满面红光；如果说他大便秘结，大便秘结不可能不上班啊？

我就傻眼了，我怎么说呢？我紧张得要死。于是我又看他的舌，舌伸出来是黄腻苔，总算抓到病了——湿热。湿热在哪里呢？我就想，不能乱开口，一开口错了就麻烦了。寸脉主上焦，关脉主中焦，尺脉主下焦，我只能说是上焦有病；湿热这是定下来的，黄腻苔为我提供了线索，而且那人精神很好，绝对不是虚证，是实证。湿热在哪个部位？我不能讲在肺上，那讲什么呢？我想到讲个上焦。于是我说："你的病据我看是湿热上冲。"因为到底冲哪儿我其实搞不清。话音刚落，他左手伸出大拇指，右手揭帽子，帽子一揭开就原形毕露，边缘的毛发都是整齐的，而头顶烂坏了，头顶上有烂疮，烂了七八个月了，没治好。

这种病他让你只能看脉，实在是为难人。所以要是在农村不会看脉是可能没有办法看病的。这是过去的看脉，功夫就在这上面。当然我是受过训练的，一方面脉诀我能背，另一方面我注意这方面能力的锻炼。那个莫师付的病后来被我治好了。一个湿热在上，我把它清泻下去不就好了嘛！于是湖南雄黄矿工人开始传言，这个医生神得很，"什么病都看得出来"。工人一吹就吹得神乎其神，"你看莫师付头上长的烂疮他一看脉就发现了。"其实我只说的是湿热上冲。

有时候病人说熊老师一看脉就晓得什么病，其实这是一种表面功夫。我们看脉关键不是看这个，关键是搞清寒热虚实，特别是非常紧急的时候，看脉是绝不能忽视的，所以我看脉非常认真。对于脉诊要认真琢磨，一下子是绝对学不好的。看脉如果看得准，有时候提供的东西是非常准确的，非常重要的。比如现在我有经验了，只要是特别滑数有力的脉往往要考虑癌症。如果病人咳嗽，脉又滑数有力，我就会建议去做个CT，可能是肺部病变；再比如说心脏病，很多心脏病人只要出现结脉或是代脉，那基本我就可以肯定心脏有问题，虽然可能暂时心电图上反映不出来，但始终是心脏有问题，这就是看脉的重要性。尤其是那些急症、重症，脉诊是特别重要的。

对谈人：所以说，老百姓对中医看脉实际上还是有误解，好像觉得你会把脉，就什么都该知道了。

熊继柏：中医诊断并不是全凭看脉，但是诊脉的确很重要。再举个例子，前几年我看的一位病人，是一个女孩，刚满14岁，她已经停经几个月了，我却发现是个妊娠脉。我不好当面讲，因为门诊上那么多病人，我就把她妈妈喊到一边，让她等一下，等我看完其他病人单独跟她讲。后来我告诉她："你女儿怀孕了。"她马上带女儿去妇科，一查已经妊娠五个月了。这就是看脉的经验。

我在前面举过一个典型的例子，一位女病人，大热天穿军大衣、羽绒衣、毛衣，她说："我全身骨头都是冷的，心脏是冷的，我的汗孔是张开的，有水就出来了。"汗流不止，随时都要换毛巾，表面上是一个典型的大寒象。我看脉，脉却沉而有力，一息五至，也就是沉而略数，表面上看没力，但按之有力，而且一息五至，虽然没有构成数脉，但一定不是缓脉。哎呀，我就奇怪了，如此的大寒证，又流汗不止，八年不愈，为什么会出现沉取有力并且略数的脉呢？于是我又问她是否口干，她回答说口干，而且只想喝冰水，她还补充一句："但是我不敢喝"。如此怕冷的病，"心脏是冷的，骨头是冷的"，像过冬一样穿那么多衣服且汗流不止，八年的病。但脉象与症状不相符，我判断只有通过脉象来解决问题。如果我不会把脉，或者把脉很草率的话，这个病证我就绝对看不准了。正因为看到这个沉取有力而略数的脉，才会问她是否口干，想不想喝冷的。当她说只想喝冰水，这才真相大白了，这是一个真热假寒证。假如我没有发现这个疾病的本质，那当然就治不了，这就是一个典型的通过把脉辨别病证的实际例子。

中医的诊断特别讲究辨证。中医的诊法一个是四诊，一个是辨证，关于如何辨证，前面已经讲过了，这里不再重复。

对谈人： 熊老，中医的真本事急需传承，您肩上的担子还蛮重！

熊继柏： 我讲实话，我们看病是为了解除老百姓的疾苦问题。但是很多的老百姓，本来疾病是可以解决的，可是往往小病拖成大病，大病拖成死病，甚至耗尽家财，病还没有治好，这样的情况比比皆是。这其中一个很重要的因素是医生的水平低下，本领不够。所以我在到处作学术报告，无非是跟大家讲一点真的，宣传一下中医，让大家了解中医是什么。我说中医的生命力在于临床；说中医一要读经典，二要搞临床；说中医怎么治疑难病，中医怎么治急症，其实我就是讲中医的本质，让大家知道什么是真正的中医。大家都愿意听真的，所以我在哪个地方讲都受欢迎，我就只能尽到这么一点责任。

我是一个非常热爱中医事业的人，是正儿八经的一个铁杆中医。我现在老了，年纪大了，按道理可以休息了，我为什么还在这里劳累不休？无非是为了尽一个真正中医的责任。

对谈人： 前面已经讲了阴阳五行，讲了脏象，讲了中医的诊断，今天请您讲一讲中医的方药问题。现在我们很多人学了医，但是不认得药，现在学中医的人有没有必要把药都搞清楚呢？

熊继柏： 其实我很早就讲过医药结合以及医与药的关系问题。我们中国历史上的中医都是懂药的，我在实践中也得出了经验教训，也可以说是经验，也可以说是教训，医要懂药，医一定要懂药。

在"文化大革命"期间有一次让我难忘的经历。有一次我去抢救一个心脏病人，这个病人在另外一个公社，离我这大概有二三十里山路，那时候没有公路，走到那儿已经是半夜了。那个心脏病人濒临垂危，暴喘，自汗，心悸，紫绀，脉是代脉，非常危险，于是我开了一个炙甘草汤。因为是抢险，所以我加了龙骨、牡蛎，其实已经形成了救逆汤，因为病人出汗，就要发生虚脱了。我开完处方以后不放心，主要是对药店不放心，就嘱咐家属不管什么时候把药捡回来，必须要让我看药。天快亮的时候药到了，我一看有人参、桂枝、炙甘草、干地黄、阿胶、火麻仁、麦冬、龙骨、牡蛎、大枣、生姜，但让我大吃一惊的是其中的火麻仁居然捡成了白胡椒。那时候药的份量是钱，我开的是火麻仁四钱，药店居然捡成了白胡椒四钱。我当时一看吓了一大跳，如果这个药我没看的话，药一下咽就会死人，这个病人马上就会死。因为白胡椒喝进去是封喉的，他本来就呼吸衰竭，一喝肯定要出大事。在那个特殊的时期，我就是跳到黄河也洗不清了。我当时惊出一身冷汗，这是一次难忘的经历，幸亏我认识药。

我学医的时候，1957年一整年我在药房里，晚上读书，白天在药房里的第一件事是切药，每切一味尝一味，切当归先尝，切细辛先尝，切黄连先尝，切槟榔先尝，切苦参也要先放嘴里尝。这一尝就有好处，我就知道细辛不能开多了，因为那北细辛到嘴里舌头、喉咙、嘴唇全麻了，就跟我们打麻药是一样的；青黛放到嘴里就想呕，苦涩得很；胆草、苦参放到嘴里有股怪苦味。以后当医生时我就明白了，我知道哪些药不能多

153

开。我们那时学药包括切药、尝药、捡药、炒药、碾药做丸子，是一整套全学，所以药房里这套我全熟。我出诊的门诊部的药绝对不能搞伪劣的，比如枣皮没蒸好的，瓜壳没炒好的，我要求必须再蒸再炒；比如炮甲，我一看有湿润，就知道这是用明矾泡了的，这种炮甲不能用，要作废。有了这个功夫，就是正宗的内行，就不会吃亏上当，用药的时候也就不会有失误。

我们现在一些人开处方做丸药，一开剂量就是 2000g 或 3000g，这就是典型的没有用药知识，为什么呢？开 2000g 甚至 3000g，那药房里做丸子的人会骂人，开这么多，要一整天才做得出来，要知道那是用手工搓的；再说了，病人吃 2000g 或 3000g，一年都吃不完，有很多只能丢了，因为最后会霉了坏了。这是医生的外行所致啊！

所以我们不仅要把中医学好，还要懂药。我经常跟学生们讲，在医院里没事要多进药房，是有好处的，先不讲你学好多，你把药认得就好了，你先认一下药，而且你了解一下药怎么炒，什么药怎么制，为什么这么制，你要搞清楚，比如酸枣仁炒了跟没炒不一样，荆芥跟荆芥炭不一样，你要晓得制炒，远志为什么要炙？不炙它吃进去就麻口、涩嘴啊，那就不能用啊。

我开处方一贯非常正规，有些药一定要制，比如我开蜈蚣一定要标明去头足，绝对写上去，至于药房里去不去头足，那是药房的事，但我这儿一定要写，假如出了问题那是药房的事。我做什么事情都是讲规矩的，这特别重要。

既然问到方药问题，我在这里不妨再重复谈谈有关中医的方剂问题。我经常讲辨证和施治是一个整体，但这是两手功夫，辨证是第一手功夫，施治是第二手功夫。为什么呢？辨证是前提，一个真正的中医应该是什么病来了以后都要辨证，一个辨性质，一个辨部位，一般的病都是如此，越是重要的病，疑难的、复杂的、危急的病，越是这种病，辨证是绝对要清楚的，没有做到这一点，这个病就治不下来。只有辨证基本准确，才能有正确的治疗方案。

施治方面我们讲究"法、方、药"，法是因证而设的，痰饮我就祛痰，寒证我就散寒，哪个虚我就治哪个虚，是阳虚我就补阳，是阴虚我就滋阴，是哪一脏的病我就治哪一脏，这个法是随证来定的。从某种意义上说，它还有点文字功夫，尤其在整理文章的时候，往往这些话都是文字功夫。

其实临床上施治的关键是"选方"，这个功夫是最要紧的功夫。我们中医从古人到现在应该创制了数万个方，但是真正的常用方也不过1000余首。比如我讲常用方，《伤寒论》的方，《金匮要略》的方，也不是各个方都用，比如说鸡屎白散，我从来都没用过，三物白散我也没用过，三物白散里有巴豆霜，那是毒药，我也没用过。

像这些常用的主要的方，《伤寒论》方，《金匮要略》方，《温病条辨》的方，叶天士的方，以及一些温病学家的方，还有内科杂病的方，程钟龄方，陈修园方，张景岳方，还有妇科傅青主的方，还有《医宗金鉴》的内科方，《医宗金鉴》的妇科方，《医宗金鉴》的幼科方，这些常用的方恐怕加起来也就

谈中医的理论体系

是 1000 多首，像这些方我基本上都熟。

一些学生，包括一些老师，甚至方剂学的老师都问："熊老师你究竟记得多少方？为什么那么熟？"我的回答是第一读熟了，第二是主要的功用掌握了。读熟就是歌诀背了，这是第一道基本功，掌握功用就是理解了这个方是干什么的，这一点我必须搞清楚，有些同类的方功用是稍有区别的，一定要搞清楚。苓桂术甘汤、苓桂甘枣汤、五苓散、茯苓甘草汤，这几个方好像差不多，但是有区别，包括我前面讲的真武汤，好像也差不多，但是这几个方究竟区别的地方在哪里？我们要搞清楚。又比如李东垣的补中益气汤，这一个系列的方有很多，补中益气汤，调中益气汤，清暑益气汤，顺气和中汤，麦味补中益气汤，升阳益胃汤，升阳除湿汤，益气聪明汤，举元散，看起来好像都差不多，但是这些方是有区别的。这一系列的方在掌握了以后，熟悉了以后，关键要弄清它们几个的区别点在哪，比如补中益气汤的长处是什么？升阳益胃汤的长处是什么？清暑益气汤的长处又是什么？它们尽管差不多，但还是有不同的地方，这就是掌握，这是第二道功夫。

第三道功夫就是要用，因为不用不等于是你的方，我今天如果只讲而不用，古人的东西我再讲，我再熟，我没用过，那不是我的方，那是古人的方。只有我用过了，那才真正是我的方，我才真正体会了，我用百次、千次，甚至上万次，我就会有发展，我就有变化了，我在实践中就有体会了。比如这个方中的用药或者是分量调整一下，或者是药味调整一下，这才是真正的掌握。对方剂用得非常熟了，就跟用人一样，这个人我非常熟了，办个什么事你合适，就派你去办，就是这样的。

我们中医一定要开方剂。我记得岳美中老师批评过"用药医生"，我们现在恐怕有很多医生是"用药医生"，随便开药，比如先开党参、黄芪，到后面就没有章法了，或受西医影响，板蓝根、金银花、白花蛇舌草、蒲公英，美其名曰抗病毒，一顿乱开，形成一个大杂烩。这样的"用药医生"是随心所欲开药，没有半点章法，更谈不上什么规矩。

这样的"用药医生"不能治好病，因为第一他不符合辨证施治的法则；第二他辨不了证，他用的药不是根据证来的，是根据症状来的。比如病人说头痛，就开川芎、白芷、细辛；病人说眼睛蒙就开点菊花；眼睛痒就开点蝉衣；病人再说肚子痛，又开厚朴、广香、陈皮、青皮、吴茱萸；病人可能还说晚上尿多，说不定又加点益智仁、菟丝子、桑螵蛸；说腰痛，又开杜仲、牛膝、续断；病人说月经不调，又加当归、川芎、香附、益母草。这个处方是什么？这个处方是个典型的大杂烩。这样的方子一个病都治不好。

我们中医治病与西医不一样，西医大多是用单味药，中医是用中药的组合，这个组合的奥妙在哪里，就在于配伍，这就是方剂的奥妙。我们如果没有认识到这一点，就不知道方剂的重要性。

我们都知道麻黄是发汗的，是散寒的，是解表的，还有一个平喘的作用，总结起来是发汗解表、散寒平喘。麻黄汤中麻黄配桂枝，麻黄、桂枝、杏仁、甘草，正好是刚才讲的四个作用，就是发汗解表、散寒平喘。好，我们变一下，麻黄配石膏，方剂组成是麻黄、石膏、杏仁、甘草，这叫麻杏石甘汤，它一不散寒，二不发汗，张仲景的原文是"喘而汗出，无大热者，麻杏石甘汤主之。"我用了50年，我把它变了，"喘而汗出，有大热者，麻杏石甘汤主之"。碰到急性肺炎，高烧40℃，有大热，青霉素治不好，可以用麻杏石甘汤，这是为什么？因为它可以宣泄肺热，作用完全变了。同样是麻黄，麻黄配苡仁，成了麻杏苡甘汤，苡仁、杏仁可以解表散湿。它一不散寒，二不清热，它是祛湿的。麻黄连翘赤小豆汤，麻黄配连翘、赤小豆，可以治黄疸，黄疸湿热郁表，湿热在表，又发黄疸，又痒，可以用麻黄连翘赤小豆汤。同样是一味麻黄，配伍不同，作用不同，这就说明方剂的奥妙，它是配伍的奥妙，这些奥妙是复杂的，是从长期的实践中认识总结出来的。

古人是通过长期的实践，认识到某几味药一组合治某个病特别好，于是乎就形成了一个方，这是扎扎实实从实践中出来的。

我再举个例子，比如说大黄，大家都知道是通大便的，泄火通便。不解大便马上吃大黄，一上火马上吃大黄，老百姓都知道。大黄是不是只有这个作用呢？其实配伍一变，它的作用就变了。我们用的大承气汤组成有大黄、芒硝、厚朴、枳实，小承气汤组成有大黄、枳实、厚朴，调胃承气汤组成有大黄、芒硝、甘草。这三个承气汤中大黄的作用都是泄火通便，这没错。可是张仲景有桃核承气汤，吴鞠通有桃仁承气汤，张仲景加了桃仁，吴鞠通加了桃仁、赤芍、丹皮，作用变成什么了？变成破瘀血了，用来治疗瘀热结聚。又有瘀又有热，就用桃仁承气汤；如果是兼有寒的，就用桃核承气汤，这就不一样了吧。再比如大黄牡丹皮汤，方剂组成有大黄、丹皮、桃仁，还有冬瓜子，治什么？治肠痈，作用不只是通大便吧。还有更奇妙的，刘河间创出一个倒换散，是大黄配荆芥，一个大黄是通便的，一个荆芥是解表的，把这两个药配到一起称为倒换散，这个方子的作用却一不通大便，二不解表，而是治小便癃闭。

我举个临床实际的例子：病人是我们湖南省机关一位局长的夫人，在湘雅医院因胆囊炎开刀，手术后胆囊问题解决了，但马上就出现了小便不通，于是就导尿，这是西医的办法，一插导尿管尿就出来了，但导尿管一撤就尿不出了，于是不得不持续导尿。病人五十多岁，插了20多天的导尿管，十分痛苦，于是病人家属找到我。在未见到病人之前，由于得知是手术以后的小便不通，我的第一印象是瘀血。手术以后肯定有瘀血，瘀血就当用代抵当丸，我当时就心中有数了。可是病人来了，我一看却不是这么回事，舌苔黄腻，应该是湿热引起的。于是我开了倒换散合通关丸，有大黄、荆芥、肉桂、黄柏、知母五味药。两个方共五味药，头一天只吃了一付，病人就喊要解小便了，第二付还没有吃完，就把导尿管撤了，她自己可以解尿了。他们觉得奇怪，导尿20多天了都没有尿出来，中药吃两付就解决了。其实这不是我的方，这是古人的方，只是我把古人的方用对了。因为古人有这样的成功经验，知道这个方是治这个病，把它拿过来用，而且用对了。当然，你如果没有读过方，又不熟悉，更没有用过，那就是瞎忙。

又如杨栗山的方，大黄配僵蚕、蝉衣、片姜黄，这四味药组合后叫升降散，治瘟疫喉痹，你看这大黄的作用完全变了吧。

我反复举例是为了说明药物组方的奥妙。如果我们不懂得方剂的组合奥妙，就不知道为什么治病要用方。所以中医不能随便开药，杂乱无章没有方是不行的。

我经常讲，一个中医开处方开不出汤方来，这个中医是没入门的。为什么呢？因为方剂是我们中医最重要的一道基本功夫，你连方剂都背不到300首，你当医生怎么当得好。我们明代有个名医叫赵献可，我整理过《医贯》，赵献可的《医贯》这本书上通用两个方，一个桂附八味丸，就是桂附地黄丸，一个补中益气汤。不能不令我怀疑，我本不应该谈论古人，但我觉得赵献可确象是搞空洞理论的，他不可能看得好病。当然，他的一家之言，在某一个理论方面讲得头头是道，但他不是一个临床医生，而是一个空洞理论家。一个中医看病，脑袋里没有大量的方剂怎么能看好病？不可能的。我跟我的学生讲，我对你们的要求不高，熟背500首汤方，背好以后还要用。

中医治病，理、法、方、药缺一不可，辨证就是理，而法、方、药中的重点是方，有了方才能正确用药，没有方就只能是杂乱无章，杂乱无章是绝对治不好病的，这就是方剂的重要性，也是中医治病的奥妙所在。

我从来不开西药，也从来不开中成药。中成药固然是汤方，不错，但是它有几个问题：第一个问题，一个汤方不可能治所有的病，即便是一个感冒，风寒的要用荆防败毒散，或者重症要用麻黄汤，风热的用银翘散或者桑菊饮，挟湿的要用羌活胜湿汤，挟暑的要用新加香薷饮，挟燥的要用桑杏汤，此外还有气虚的，还有阳虚的，还有阴虚的，这只是个简单的感冒，就有这么多用方的不同。如果就拿一个银翘散，或拿一个银翘解毒丸，拿一个白加黑来治感冒，可以吗？不能这么简单，所以我不开中成药。第二个问题就是现在中成药伪劣的成分多，甚至在中药里面加点西药，所以中成药我不用。

　　那天我在省里开会，开了个玩笑。有几位同志问我的门诊为什么那么多病人，到底有什么绝招，那号抢都抢不到，一看就是七八十号甚至上百号病人，哪那么多病人？我说我是"六无门诊"（开玩笑），哪六无呢？第一个没有血压计，第二没有听诊器，第三没有体温计，第四没有化验单，第五没有西药，第六没有中成药，这就称"六无门诊"，是纯中医。他们问我要量血压怎么办？我说我不需要量血压指标，不论血压的指标高低，关键是把病证的性质、部位搞清楚，才能准确施治。他们又问量体温怎么办？体温我摸了这么几十年了，是39度以上，或低热不高没超过38度，我一摸基本上准确，没有必要用体温计。要知道中医诊断发热并不在于体温的度数，而是辨别发热的特点。学中医的学的是切脉，看脉比听诊器一点都不差。因此我说我是"六无门诊"，这就是真正的中医。但是化验单我看，我要做参考。

中医的施治只要能够准确地选方，就能准确地治疗，就能保证治疗效果，这就是中医治病的关键。因此我看病，假如我半天看 80 个病人，其中很多用的是复方，有的用三个方，有的甚至用四个方，半天之内我至少要开出 200 个汤方。

我的每一张处方都是有主方的，而且加减我是很有原则的，加减一定要有针对性，不是随便加、随便减。就好比请客，我要想好请哪些客人，哪些人作陪，其他人就不要了。我不能把打开水的请过来，不能把门卫、卖菜的请来，为什么呢？因为我不需要那么多人，那些人不是搞这个事的，来了可能起反作用，不能帮忙。所以开汤方的加与减是有针对性的，针对这个病人的病情，针对这个病人的体质，针对当时的地理环境气候，这些因素我要综合。这个主方对你这个病来说，缺哪个方面我加药，哪味药不需要我就去掉，它一定是有针对性的加减，绝对不能乱搞。乱搞就不是古人的方了，不能起到它本来的作用，所以我这个原则性很强，而且是既有灵活性又有原则性，原则性就是因证选方、因方遣药；灵活性就是根据辨证，根据病人的情况，综合各方面的因素，比如气候因素、地理因素、人的体质因素、病人的症状复杂的因素，因此而有所加减。但是一定是在原则之下的加减，这个主方是绝对不变的，这样我的每张处方都是很有章法的处方。要达到这个程度也并不难，为什么很多的人就达不到呢？就是因为基本功不到位。你想，你记忆力再好，无数上千个汤方你要背出来，而且光背出来还不行，还要明确组合，光知道组合还不行，还要了解这组合的整体作用是什么，还要了解这个组合里面十几味药，或者是几味药，各个药的作用是什么？它们为什么组合在一起，组合在一起产生一个什么样的整体作用，这个必须掌握。

用古人的汤方是有过程的，不是一天两天就会用的，并不是来个病人我试试看，我要有把握才能试啊，这就是中医的深奥之处，也是难度所在。

他们说我开处方很快，电话里也好，门诊上也好，电话里开处方有时十几味药从头至尾先讲药名，再讲用量，一点不错。有人问我怎么这么熟？这就是中医的基本功，这才是真正的中医。正所谓"台上一分钟，台下十年功"。

对谈人：有人说"经络通畅是健康的基石"，中医的经络学特别重要，今天请您讲讲中医经络学。

熊继柏：今天讲"经络"。按顺序应该是阴阳五行学说，脏象学说，接着就是经络学说，因为脏象跟经络是紧密联系在一起的。经络学说，一个是经，一个是络，经就是人身的经脉，人体气血运行的道路。它不同于西医讲的血管，不是运行血液的血管。血管是看得到的，如静脉血管、动脉血管，是看得到的。它也不是西医学的"神经"。我们看不到，它是一个隐形的东西，这个东西看起来非常神秘。经是主干线，络是网络，是支线，是用来联络的。一个是纵行的，一个是横行的。大者为经，小者为络，这就是人身的网络系统。要我说，就好比现在的无线电网络的这种概念，这种传导组织好像宇宙之间无线电网络的传导一样。

谈中医的理论体系

我们用针灸，扎了合谷，牙齿痛马上就好；扎了列缺，头痛就好；扎了足三里，胃痛马上就好；扎了涌泉，就可以急救；扎人中，昏迷病人就可以使之苏醒。这是为什么，这就是经络作用，它是实实在在的东西，确实存在的东西。

那经络究竟是个什么东西呢？《内经》里面有句话：经络是"内属于腑脏，外络于肢节。"这是《灵枢·海论》里的话，意思是经络在内是联属于脏腑，在外是联络人体四肢所有关节的。《灵枢·本脏》中还有句话："经脉者，所以行血气而营阴阳，濡筋骨，利关节者也。""行血气"，我们应该理解是运行气血，不是指单纯的血液，是血和气都运行。"利关节"、"濡筋骨"是指它可以滑利关节，可以濡润筋骨。

所以我把它归纳起来，经络的作用概而言之是"联络脏腑肢节，沟通内外上下，调节阴阳气血。"我们用三句话来概括，这就是经络的作用。

《灵枢·经脉》说："经脉者，所以能决死生，处百病，调虚实，不可不通。"经脉是干什么的？"决死生"，判断生死；"处百病"，调治百病；"调虚实"，调理虚实，分辨虚实，所以经络不可不通。关于这个"不可不通"，后人有两种解释，一种解释就是我们学医的对经络不可不通晓，第二种解释是人体的经络不可不通，经络不通自然有问题。但是我在这里讲的是我们学医的一定要通晓经络。为什么要通晓经络？我再举一条原文，《素问·调经论》说："五脏之道，皆出于经隧，以行血气，血气不知，百病乃变化而生，是故守经隧焉。"意思是五脏之间相互联系的道路都是发自经隧，经隧就是经络。通过经脉，以行血气，人都是依靠经脉来运行血气的，如果血气不调和，许多病变就会产生。"是故守经隧焉"，"守"就是把握，意思是我们要把握经络学。这就是《内经》提出来的要我们非常重视经络学的两条原文。所以从理论上讲，经络学确实是我们中医的一大学问。

我前面已经讲过了中医有十大学说，都是出自《黄帝内经》，其中第三个就是经络学。如果不懂经络学，很多病你会不知道怎么治。如果懂经络学，很多的病，特别是复杂的病，一些很特殊的病，一眼看上去就知道是哪一经的病，所以掌握经络学知识非常重要。

我随便举一个病例，有一个姓欧阳的年轻小伙子，得了一个怪病。他到我门诊来，二话不说，头一侧过来，把后脑勺给我看，他说病在这里。我看到他的后脑勺在滴水，大概5秒钟左右滴一滴，就像屋顶漏水滴水珠一样，又像屋檐上有雪没化完在滴水珠样的，一会儿滴一滴，就在后脑勺中央窝里滴水。当时好像是秋冬交替的季节。我问他病了多久了，他回答："一个月了。"他脖子上围了条毛巾，而且告诉我说他晚上枕巾要换几次。我又问他是否在医院看了，他回答："看了，有个医生让我把头发剃了。"然后就是看他那个地方有没有破口，并且要他贴膏药。一开始用了药粉，但贴上第一块时水就把膏药冲散了。西医给他诊断是植物神经功能紊乱。

从症状看，西医诊断也没错。但是我从中医考虑，这是什么部位的病呢？这是足太阳膀胱经与督脉交汇的部位，这个地方叫"风府"。《内经》讲："巨阳者，诸阳之属也，其脉连于风府，故为诸阳主气也。"风府穴是足太阳膀胱经与督脉经交汇的地方，足太阳膀胱经之所以主人身在表的阳气，是因为督脉主宰人身的阳气，督脉总督诸阳。风府是阳气交汇的地方，是两个主阳气的经脉交汇点。那么风府这个部位汗漏不止，不就应该考虑是两个问题吗？要么就是阳气太过的阳热亢盛状态，要么就是阳气受到极大的损伤状态。我当时就想到一定要辨清寒热，辨是个寒证还是热证。如果是热证，他会冒热汗，手足心热，脉数；如果是个寒证，应该出现形寒畏冷，流的也是冷汗，口干不渴，舌也应该是薄白苔，脉沉细。

通过诊察，这个病人正是一个大寒证。我给他开了个桂枝加龙骨牡蛎汤就治好了。如果我不懂经络学，你想他这个病治得好吗？那就难说了。

经络学作为一门学说，它形成了经络的理论，它的用途第一就是指导针刺，针灸是绝对离不开经络的。针灸学有一句话："宁失其穴，勿失其经。"意思是人身上有很多穴位，穴位你不记得可以，但一定要记得这个经络循行的部位。人体的经主要有十二正经，也叫十二经脉，这十二经脉内系五脏六腑，外通人体肢节，通达表里，和各个部位相联系。也就是脏腑之间的联系，脏腑与体表之间的联系，完全靠经络去实现。十二正经有它固定的起止点，有它固定的循行部位。除了十二正经外，还有十五络脉、十二经别，那都是些支节的东西，主要是十二正经。

十二正经有基本的循行规律。《针灸学》《经络腧穴学》中都讲了这个基本的循行规律，是："手之三阴从脏走手，手之三阳从手走头，足之三阳从头走足，足之三阴从足走腹。"
意思是：手三阴经脉从内脏走到手上，手三阳经从手走到头，
足三阳经从头走到足，足三阴经从足走到腹。基本循环规律是
阴阳相接，如环无端，是相互联系的。手三阴经从内脏发出，
走到手，然后手三阳经从手返到头，足三阳经从头走到足，足
三阴经从足走到腹。这不就是沟通上下内外、联络脏腑肢节
吗？它把人体形成了一个完整的网络系统，一个复杂的网络系
统，这样就把整个人体的内脏和体表相互联系起来了。

　　我们体表的针灸穴位完全就是根据经络来确定的，所以
治病的时候是依据经络来选穴的。这个脏的病就要选这个脏的
经脉，在这个经脉上再选定相应的穴位。所以针灸就是以经络
学为指导的。

　　其次，中医各科诊治疾病同样要运用经络学知识，不懂
经络学的中医，临床上看病是有困难的。中医有一个经脉辨
证，比如张仲景的"六经辨证"，就是经脉辨证中的一部分。
比如说有些病，它只在某一个局部，在某一个特定的位置发
病，懂经络学的医生一眼就可以看出它是哪条经络的病变。我
在临床就常运用经络理论诊治疾病，这种例子很多。

　　我再举一个例子：两年前有位女病人，30多岁，她往
我门诊桌旁一坐，我问她："哪里不好？"她不给我答复，把
上身衣服解开，右边乳房全部露出来，说："我病在这！"只
见乳头的正下方，从乳房的下缘开始，看到一条筋鼓起，笔
直插到少腹，凸出皮肤直达腹股沟。我说："你这是怎么回事
呀？受伤了？""不是！""你病了好久了？""我病了一个多

月。""你疼不疼？""我痛得要死！晚上不能睡觉。"她老公在后面补一句："她晚上痛得哇哇叫，痛苦难当！"。我又问："你到西医院看了没有？"她说："看了，是肋间神经炎，打了封闭针都止不住疼。"我一看，皮肤颜色不变，不是黑色，也不是红色，就是稍微暗一点点，反正一看很明显，就像一根铁丝埋在皮下，像我们吃饭的筷子那么长、那么粗，笔笔直直，就像埋根铁丝。我说："我来摸一摸，看看硬度如何。"她说："碰不得，碰不得！"我还没碰她就哇啦哇啦叫，这是拒按。我触了一下，很硬！我问："多少天了？"她说："将近一个月，夜以继日地疼。"我又问："你还有什么症状吗？"她回答："没有。"

这是怪病吧！非常怪的病。这个病是什么道理？她肿起的筋起于期门穴，期门穴是足厥阴肝经所过的主要穴位。从这开始一直到少腹，是肝经的经脉循行部位，所以这应该就是足厥阴肝经的病。我又开始思考，是足厥阴肝经的什么病变呢？局部肿起一条筋，这是瘀阻啊，而且疼痛剧烈如刺，并且拒按，这不是瘀血吗？但瘀血为什么不发紫不发黑呀？仔细看颜色略微有点紫，我想如果再过一段时间，它可能就会变成紫黑色，因为目前发病时间还不长，仅仅是个把月。肝主气机疏泄，这病肯定是气郁引起的；肝藏血，气滞日久形成血瘀，这不就是气血瘀阻吗？那就是肝经经脉所过的部位气血瘀阻造成的。

这个病名我一时还不好取，因为古人没有这个病名的记载，内科中没有，妇科中没有，古人大量的医案中也没有。虽然没有这样的医案记载，我想还是应该取个名字。我的学生问怎么治，我说："这要治肝啦"，我就讲了这么句话。他们又说："熊老师你给我们多讲点。"我说："还不行，等这病治好了，我再给你们讲道理。"病没治好，我没道理，其实我那时还没把握，因为我也是第一次看到这样的病，我仅仅是从理论上分析是肝经经脉气血瘀滞所形成的这么一个局部的症状。我开什么方呢？一要疏理肝气，二要通血脉，这样就是疏通气机加祛瘀活血，通气活血以达到止痛的目的，首先要给病人解决痛苦，不能让她痛得夜以继日地叫。开什么方？我开了一个很准确的方——血府逐瘀汤。当时我为什么一下就想到血府逐瘀汤？因为血府逐瘀汤是由两个方组成的，一个方是四逆散，有柴、芍、枳、草，这是张仲景《伤寒论》中的四逆散，疏理气机的，疏理肝气的；第二个方是桃红四物汤，是养血活血的；还有两味药，是升降气机的，一味是牛膝，一味是桔梗，一升一降，这里不需要它升降，我开药的时候就把它们去掉了。我就是用四逆散加桃红四物汤，还加一味药——玄胡，用来止疼。这个方看起来很简单，只是把王清任的方直搬过来，去两味加一味。

病人问："我这病治得好吗？"我说："应该治得好！"我加了"应该"两个字，开了十剂药。十剂药吃完了，病人又来了。她把衣服解开，我一看，肿的这条筋上面去掉了三分之二，少腹里面还有三分之一在。她的疼痛也相应减轻了三分之二，晚上睡觉根本不喊了。她爱人讲："吃了你的药以后，就没喊叫了。真的谢天谢地，你救了她的命。"

后来原方再吃 10 剂，就治好了。我给学生们讲："这个病我已经取了名字，叫'肝经经脉瘀阻证'。"有学生问我："肝经经脉瘀阻证，为什么左边不疼呢？"我开玩笑说："你问病人她为什么只右边疼，左边不疼呢？我说下一次说不定哪一年你就碰到一个病人就是左边疼，右边不疼。肝经经脉是循两胁，病变发在右边就是右边，发在左边就是左边，这个不是绝对的。"这就是一个典型的经脉辨证。我前面先讲了个忍尿就手掌心胀痛的病案，这不也是个典型的病例吗？这就说明经络学说一定要熟悉，如果不熟悉经络，这样的病就治不好。

所以作为一名中医，要全面掌握中医理论，绝对不能单纯只学一点点。只掌握一点点基本知识，就想当个好医生，当个名医，那是绝对办不到的。所以中医的临床水平是整体素质的反映。如果要说到临床经验，当你看过这个病了，就已经有体会，有认识了，以后再遇到这样的病证，就知道怎么诊治了，这就是经验。但是，如果没有很淳熟的理论，不能运用理论去指导临床，这个病人就绝对治不下来。这是一个非常典型的病例，这就是经脉辨证。所以经络学对于中医来讲，不仅仅是针灸的理论依据，也是我们中医临床中运用的一个重要理论依据。

对谈人：其实现在老百姓对经络也不是很了解，穴位大家似乎都知道了。

熊继柏：人身有多少常见穴位，针灸学也只有一个基本的数字，有的说 300 多穴，有的说更多的穴，这是根据临床的实践总结出来的，不是框定的。就算是真正从事针灸的医生，又能够记住多少穴位，其实也记不了多少，就像中医背方剂一样，不一定人人都能背得多少，三百多个穴位不一定都背得出。

我也学过针灸，只是现在好多年没当针灸医生了。我学针灸是1959年，那时红火了一阵子，因为是个热门。但我自从当医生出名以后，从1963年开始出名，我根本不可能去搞针灸，针灸的技术自然就丢了。因为扎针时要进针、留针，然后还要捻针，一个病人至少半小时，我看病的时候根本没时间干这个。但对于穴位我还记得一些主要的，像我刚才讲的合谷、承山、昆仑、曲池、列缺、足三里、阳陵泉等，我还是记得。

对谈人：最近有一本书中作者把经络和脏腑比作风筝和线，就像放风筝一样，他打比方说风筝就是脏腑，经络就是这根线，可以通过动这根线来调节脏腑。

熊老：没错，这个比喻不错。因为经络内属于腑脏，外络于肢节，人体内脏与体表各个部位之间的联系都是靠经络。经络可以行气血、营阴阳、濡筋骨、利关节，这话是没说错。

针灸就是这个原理，我们用药也一样，比如后脑的太阳经头痛就要用归太阳经的药，羌活、防风肯定要用，两侧的少阳经头痛就要用柴胡、川芎、白芷，前额头痛就要用葛根，巅顶厥阴经头痛如果是属于风热要用天麻钩藤饮，属于肝脉的寒气就要用吴茱萸汤。这是根据经脉辨证来指导用药，所以中医治病是离不开经络学的。

对谈人：今天讲了经络学说，昨天讲了诊法、治疗、方药，下面请您再讲一讲病因病机学说。

熊老：病因病机学说是中医的理论体系之一。中医是很讲究病因和病机的，这一点与西医有不同，西医是讲症状的，它注重脏腑部位的变化，尤其是器质性变化；中医讲的病因病机恰恰多数是无形的东西，当然也有有形的，但主要是无形的。

中医是怎么认识病因病机的呢？病因病机分三大块内容，第一个是病因，疾病的原因；第二个是发病的机制；第三个是疾病的发展和传变。这三大块内容构成了病因病机学说。

张景岳说："机者，要也，变也，病变所由出也。"古代不讲病因，就"病机"两个字，它概括了病因，统称为病机。张景岳说的"机者，要也"，是指疾病的关键；"变也"，是指疾病的变化；"病变所由"，就是指病因；"出也"，是指疾病的发展去向。疾病的关键，疾病的变化，病变的原因，病变的去向（就是传变），这四个方面概称为病机。所以我们现在讲的病因病机学说实质上就是包括病因、发病机制和疾病的发展传变三大块内容。

首先讲病因。中医认识病因的前提是整体观，认为人与自然是一个整体，从这个整体来认识病因，因此中医讲的病因是很复杂的。一个病因是外来的邪气，就是我们习惯称的"六淫"，包括风、寒、暑、湿、燥、火，这实际上是自然界的六种气候，这六种气候如果一变化，如紊乱、过度，发生淫乱，就成了"淫"了，就叫"六淫"，是可以伤人的。正常情况下它是不伤人的，叫"六气"。所以我们要适应气候变化。

正常的气候变化不伤人，叫"六气"，风、寒、暑、湿、燥、火本来是自然界的六种气候。比如刮风，本来风它并不害人，但是如果一反常，张仲景讲过："风气虽能生万物，亦能害万物。"台风、飓风、反常的风来了以后就伤人。所以《内经》里面讲："虚邪贼风，避之有时。"就是这个道理。诸如伤风的、伤寒的、伤暑的、伤湿的、伤燥气的、火热伤人的，这是外来的邪气。中医学理论对于外邪伤人的变化都有具体的描述，比如风邪伤人，首先就出现汗出、恶风、身热、头痛等症状。

风、寒、暑、湿、燥、火伤人致病都属于外感病，因为它是外邪伤人，所以统称为外感病。由于风、寒、暑、湿、燥、火本身的性质不同，所以它伤人以后所表现的症状特点就不一样。我举一个简单的例子，比如风邪伤人的症状特点是恶风、头痛、自汗、身痛，还有发热，这就是伤风。如果出现恶寒、发热、身痛、头痛、无汗，这就是伤寒了，伤寒的病人绝对是口不渴，以怕怜和无汗为主，伤风的病人不是以怕冷为主，而是以畏风（怕风）为主，而且一定是自汗。这是为什么呢？因为寒邪收缩人的皮肤，用现在的话讲是收缩人的毛孔，使腠理闭塞，所以不出汗；风邪性主开泄，所以伤人以后就出汗。中医就根据这些外邪的特点来辨证，这是中医的科学性。

所以古人认识疾病很到位，你看风邪伤人、寒邪伤人都是外感，基本上都差不多，但其中就有一个是自汗，一个是无汗；一个以恶寒为主，一个以畏风为主，一个可能还稍微有口渴。

又比如伤风热的，受了热，受了火，也是外感，辨证上就有轻重的变化，开始稍微有点畏风，稍微有点头痛，有点自汗。自汗是肯定的，因为热性开泄，但更重要的是口渴、心烦，甚至于口苦。虽然开始也有外感的症状，比如鼻塞、头痛、稍微有点寒热，好像是外感症状，但后来就出现口苦、口渴、汗出、心烦，这不就是伤暑热了吗？

热天中暑是另外一回事，中暑分"阴暑"、"阳暑"两种。一种伤暑是在暑天里饮冷，或洗冷水澡，或吹空调，有的甚至于把房间温度降到十几度，人得了与气候特点相反的病，就是在大热天反而受了冷，反而受了寒，这叫暑温新感，也叫暑温挟寒湿，这就是暑天贪凉，暑天受寒，这叫"阴暑"。所以暑天也有寒证，尽管天气很热，除了心烦、口渴以外，更重要的有恶寒、身痛、头痛，还发高烧，这是一种。

还有一种是阳暑，就是直接中暑。大热天在路上走路，工作或劳作时直接感受热邪。像农村里搞"双抢"，抢收早稻，抢插晚稻，像船工在船上作业，还有火炉工、打铁的、煅造厂的工人、火炉边烧烤的炊事员，或者在厨房里炒菜、烧饭，外面是高温，里面更是高温，过去没空调，人受不住就中暑了，中暑就昏倒，可以出现高热自汗、心烦、谵语，这是危急病症。

中暑在农村里经常见到，比如田里搞"双抢"的时候，农民倒在田里就中暑了，昏倒了，就必须抢救。这种事我以前在农村经常见到，司空见惯，根本不奇怪，也不惊慌。现在在城市里，要是大热天有谁倒在路上，那会很吓人，包括医院里的医生都会吓到，其实那是常事。当然也要抢救得法，否则也会死人。

"燥"本来是秋天的主气，秋天是"燥气"主令。秋天的"燥气"最容易伤人，但是平时它也会伤人，也属于外感病，可出现轻度畏风，轻度头痛，轻度的鼻塞，更重要的是口干、鼻干、咽干，可统称"三干"，咳嗽无痰，或有痰咳不出来，甚至于咳一点点还带血，或出鼻血。我们南方人到北方去就有一个典型的体验，南方人如果从来没到北方去，在西北或东北呆两天，鼻子就会出血，口唇就会干裂，这就是典型的"燥气"伤人。《内经》中有句话"燥胜则干"，这就是典型的例子。

外感风、寒、暑、湿、燥、火伤人还有更复杂的问题，就是人有个体体质的差异，有的人是阳热之体，有的人是阴寒之体，有的人是实体，有的人是虚体。这么讲好像一下子难以理解，我打个比方就容易理解了：比如喝酒，一桌人喝酒，大家都喝醉了，一般就有两种不同的表现，一种人醉酒后就开始挽袖子，面红目赤，扬手掷足，恨不得要打架，趾高气扬，话特别多，精神足得很，脸红脖子粗，动不动就开始骂人，这是阳盛之人；另一种人就倒在桌子上，趴下了，再也起不来了，甚至于手足厥冷、脸上惨白，这是阴盛之人。你看喝一样的酒，同时喝酒，同时酒醉，却出现两种不同的表现，这是为什么？这就是体质因素的差异。

外邪伤人以后，疾病也会随着人的体质而发生变化。假如同时有两个人在外面淋雨，同时在外面受寒，同时感冒，因为两个人的体质有差异，可能一个是热感冒，一个就是寒感冒。所以不一定热天就是热感冒，冬天就是寒感冒。当然，相对而言，在冬天寒邪多一点，在热天暑热多一点，在春天风热多一点。要知道决定发病性质还有一个非常复杂的因素，就是体质因素。

再比如风湿性关节炎，西医的风湿病，中医的"痹证"。同样是风、寒、湿邪伤人，有的人是风痹、寒痹、湿痹，有的人是湿热痹，有的人甚至是风寒湿向热转化了，转成火热病，这就是体质因素造成的。

所以外邪伤人，不仅外邪本身有它的特性，它的性质有区别，风、寒、暑、湿、燥、火各有特点，各有区别，而且还有特定的季节性，春天容易伤风，夏天容易伤暑湿，秋天容易伤燥，冬天容易伤寒，这是它特定的季节性。但这个特性还受一个复杂的因素影响，它伤人以后会随着人的体质差异而转化，这就是中医的病因病机认识。

要当好一个中医是极不容易的，既要了解各个地方的地理环境，还要了解一年四季的气候变化，还要了解人的生活习惯，还要了解人的体质差异。没有这样全面的考虑，就不可能当一个很好的中医。所以我讲当中医的人脑子要特别的灵活。

以上讲的就是病因的第一个——外邪伤人。我们中医强调"虚邪贼风，避之有时"，谨防外来的邪气侵袭，就是这么一个道理。

第二个因素就是情志因素，属于内因。情志是伤脏的，"喜怒不节，则伤脏"，这是《灵枢·百病始生》中讲的；"喜怒伤气，寒暑伤形"，这是《素问·阴阳应象大论》中说的。"喜怒不节"就是情志不节，是伤人脏气的，外来寒暑的外邪只能伤人的形体。伤形体和伤脏气有很大的区别，比较起来，伤脏气比伤形体要严重得多，所以情志伤人是最厉害的。

　　这一点和西医的认识很不一样，西医注重从外侵入的细菌、病毒等，而中医特别重视人的情志，情志伤人在我们中医学的理论中讲得特别多，最经典的就是《素问·举痛论》中讲的"怒则气上，喜则气缓，悲则气消，思则气结，惊则气乱，恐则气下。"以下我具体地讲这六种情况。

　　"怒则气上"，意思是人发怒或大怒以后气会上逆。气上逆会有什么坏处？《素问·生气通天论》有一句话："大怒则形气绝，而血菀于上，使人薄厥。"这就近似于我们现在讲的脑溢血，所以有很多人大怒以后突发脑溢血，尤其人老了以后最好莫发怒，有肝病的人最好莫发怒，血压高的人不能发怒，因为一发怒气血就上逆，就很可能突发脑溢血。

　　举个例子，《三国演义》中不是有个故事"三气周瑜"吗，老百姓都知道。周瑜三气，最后是气死了，他每次气倒发怒时的症状是什么？第一就是大叫一声，第二就是昏倒马下，第三就是呕吐鲜血，三次，每次都是如此。第一次救活了，第二次救活了，第三次就救不活了。这就是典型的"三气周瑜"。你看他的症状，完全符合我们中医所说的"薄厥"。"大怒则形气绝"，气血上逆则突然昏倒，心中愤怒不止则大叫，再就是血往上冒，血呕吐出来了。这是典型的"怒则气上"，按中医理论就是肝气上逆。

"喜则气缓"，意思是喜过度则使心气涣散不收。小说里面牛皋、程咬金都是笑死的，但那是小说里面写的。高中课文中不是有个范进中举吗？范进考举人，考到五十多岁，每次都考，但总不得意，每次都考不上，考了几十年，考到五十几岁了，考取了，人家来报喜，结果一报喜他马上就精神失常了，为什么呢？他是暴喜过度，心气涣散不收，心神外越，于是精神错乱，就出现大笑不止。最后把他岳父叫来，他平时怕他岳父，岳父是个屠夫，给了他三个耳光才醒过来。这是我们高中课本里讲的故事，是典型的"喜则气缓"。

我在临床上就遇到了这种病人，在长沙，有一个单位的会计，女患者，她有心脏病，十年前我给她治过，基本上没症状了，那时30多岁。前年突然发病，立刻来找我了。我问她："你怎么了？"她说："我老病患了。"我说："我记得，你十年前心脏病在我手上治好的，这些年你没有发病呀？"她说："是一直没有发病，但是我前天突然发病了。"她爱人说："她前天打牌，打出来的病。"我问："你打了多久的牌？"她说："我打了好几年，天天打牌，每天都打到下半夜。"我又问："你打了几年的牌都没发病，为什么前天突然发病呢？是不是输狠了？"她说："不是，恰恰是赢狠了，那天晚上赢了一通宵！"赢了多少钱她没有告诉我，我估计赢的数应该有很大，才让她高兴得不得了。可能她原来一直长期输，很少赢，突然一赢，特别兴奋，大喜过度，回去睡不着觉，于是就发病了。这就是喜则气缓的典型实例，说明情志过度确实是伤人的。

"悲则气消"，意思是悲哀过度则气消沉。我们日常生活中一些悲哀过度的人就表现出气消沉，说话有气无力。《内经》里面讲："悲则心系急，肺布叶举，而上焦不通……"意思是人一悲哀以后心系就急迫，肺叶就张举，气满胸中，造成火从内生。所以悲哀的人心里特别烦，气往下降，用长沙话讲是"气往下跌"，所以称为悲则气消，实际上是指肺气消沉。《内经》有句话是"悲哀动中者，竭绝而失生"，意思是悲哀过度会死人。悲哀过度影响心、肺的功能，可以造成生命竭绝，可以丧失生命。不过，我目前还举不出这样的例子来。虽然历史上有过记载，古代有个孟姜女哭长城，但目前我在临床上还没有看到因悲哀过度哭死在现场的，我还没有看到过。

"思则气结"，"思则心有所存，神有所归，正气留而不行，故气结矣。"思虑过度不是指一般的思考，我就看到一个例子——陈景润，关于他的报道有一个故事，说他走路时碰到树，然后说"对不起！"难道陈景润智力就有这么低下，有这么糊涂？不是，这是"思则气结"，他走路的时候脑子里一直还在想研究的问题，他想入了神，所以他对其他外界一切根本就不注意了。我就曾经有这种感觉，在想什么事的时候，人家跟我打个招呼，我还没反应过来，这种情况是有的。这就叫"思则气结"。《素问·举痛论》讲："思则心有所存，神有所归，正气留而不行，故气结矣。"这就是古人对"思则气结"的详细描述。《红楼梦》里面描述林黛玉，她是什么病啊？吃不得饭，睡不得觉，形体消瘦，三大症状。她为什么吃不得饭呢？思则脾气郁结，就吃不得饭了；思则心神凝聚，正气留而不行，心神之气郁结了，就夜寐不安了；她一吃不得饭，二睡不得觉，当然形体消瘦。这不就与我们中医讲的"思则气结"这个病理理论完全相吻合吗?

"恐则气下"，"恐惧不解则伤精"，是指恐惧过度伤肾精。伤精以后就"骨酸痿厥，精时自下"，恐惧过度可以遗尿，可以遗精，可以滑精，可以出现阳痿，这是常见的病。恐惧过度时两腿就发抖，站都站不稳，这是什么道理呢？"恐则气下"呀！所以中医描述情志致病是很入微的。

"惊则气乱"，是指在很惊慌的时候人的精神就乱了，惊慌失措。你看打仗——打败了，到快要命的时候，人就惊慌失措。

我们的中医学理论对病因的认识除了重视外感六淫的病因之外，还特别重视情志致病。这是第二个。

第三个就是饮食因素。饮食因素其实包括几个方面，一个是饮食过度、过饱；第二个是饮食太少、过饥，这两个都是致病的；第三个是寒热失调；第四个是饮食偏嗜。

饮食过度的，古人描述为"饮食自倍，肠胃乃伤。"吃多了就胀肠胃，这是必然的。我在农村看到一个胀死的，又看到一个快胀死的，这是我亲眼看到的。早年我当医生的时候见过一个榨油的工匠，帮人家榨油，人家请他吃饭，他一天吃了五餐，不仅吃了糯米汤圆加农村熬的饴糖，还吃了猪脚，喝了白酒，连续五餐，晚上就胀死了，死后我才知道。

第二个快胀死的是一个十八岁的小伙子，在山上挖红薯，有一天跟生产队长讲："我从来没吃饱，你让我吃两个红薯，好不好？"生产队长讲："我们今天赌粮票，搞一盆红薯让你吃，吃完了不要你出粮票，如果没吃完，你要自己出粮票。"于是拿来一脸盆煮熟的红薯给他吃。他拿起一脸盆红薯就开始吃，吃到最后的时候，脖子和胸胃部都直起来了，眼睛鼓起来了，吞不下去了，过了一会儿眼珠子就翻白了，就开始吐白沫，呼吸迫促，马上手足就发冷，脸上就发乌。大家搞慌了，那生产队长马上就派人来叫我去看病，我跑到山上看了以后傻眼了，在山上我没办法呀。想了一下马上找来那个桐米，就是打桐油出来的那个东西，是急性呕吐药。桐米捶成末子，一边往他嘴里灌，一边给他喂水。桐米进咽喉就可以催呕，于是他哇啦哇啦地呕，不一会儿就把红薯都呕出来了，就好了。这就是"饮食自倍，肠胃乃伤。"所以饮食不能过饱。

　　古人认为如果过饥，"半日则气衰，一日则无气。平人不食饮，七日而死。"这是《黄帝内经》的记载，所以人不能过饥。在三年自然灾害困难时期，我们国家农村最多的是三个病，一个水肿病，一个干瘦病，一个子宫下垂，全是由于营养不良造成的，这就是过饥使人致病的实例。

　　第二个就是饮食的冷热要适度，"热无灼灼，寒无沧沧"，这是中医学的基本理论。吃得太烫也不行，吃得太冷也不行，要有调节，要适宜。

　　还有一个更重要的病因就是饮食偏嗜。这个偏嗜的一个重要方面就是膏粱厚味过度。我们现在生活水平提高了，很多人每天都是酒肉穿肠过，这就是偏嗜膏粱厚味。哪些病是膏粱厚味得来的呢？最多见的就是偏枯中风和消瘅（糖尿病，消渴病）。《内经》中记载："此肥贵人，则膏粱之疾也。"就是指贵族的膏粱之疾是吃得太好引起的。《内经》中还有一条："肥者令人内热，甘者令人中满""膏粱之变，足生大丁"，是指膏粱厚味使人长疔疮。这都是属于饮食因素致病。

再一个就是五味偏嗜。在《内经》中这方面的记载很多，比如"多食咸，则脉凝泣而变色"，是指咸味吃得太多就会影响心血管；"多食苦，则皮槁而毛拔"，是指过多地吃了苦味，就影响皮毛；还有"多食甘，则骨痛而发落；多食酸，则肉胝刍而唇揭；多食辛，则筋急而爪枯。"都是古人的记载，说明五味偏嗜可以使人致病。所以《内经》有句话："五谷为养，五果为助，五畜为益，五菜为充，气味合而服之，以补精益气。"我们人是要吃五谷的，是要吃五果的，是要吃五菜的，是要吃五畜的，不要单吃哪一个，一定是气味合而服之，要五味调和，才能够补精益气。如果天天吃肉，天天喝酒，天天吃海鲜，绝对要得病。所以现在的所谓"贵族人"应该学一学中医的基本理论。

上次湖南省的一些老领导请我去玩，邀我周末去一个池塘钓鱼。六个退休的老厅长要我给他们上一课，教他们怎么保健，怎么养生，而且要我告诉他们一个秘诀。我坐在池塘边，想了想说："我给你们八个字——顺其自然，不要霸蛮（"霸蛮"是长沙人的方言，意思是过度、勉强）。"

要顺其自然，你喝得你就喝，你吃得你就吃，你玩得你就玩，但一定不能勉强，更不能过度。你比如钓鱼，你拉到鱼了，不要跟它绷，你不要"霸蛮"，要顺其自然，慢慢悠上来，我说这叫顺其自然。冬天你不太冷就可以了，热天你不太热就可以了，热天不要把空调开到17度、15度，冬天不要把空调温度调到30度。该热的时候还是要热，该冷的时候还是要冷，这就叫顺其自然。我们中医有句话叫"生病起于过用"，就是指什么东西过度了都是不行的。《内经》还记载"久视伤血，久卧伤气，久坐伤肉，久行伤筋，久立伤骨"，这都是过度造成的伤害。还有一个重要的东西，就是我们的古人特别注意节制"房欲"，就是房劳不要过度，房劳过度伤肾精。《内经》中记载："入房过度，汗出浴水，则伤肾"，意思是房室过度，出汗又下水，就会伤肾；还有酒醉以后的"醉以入房"，也可伤肾精。

以上这些都是属于病因。其实把这些复杂的东西再一分类，就是两个，一个内因，一个外因。《内经》中讲："邪之生也，或生于阴，或生于阳。其生于阳者，得之风雨寒暑。"这就是外因；"其生于阴者，得之饮食居处，阴阳喜怒。"饮食，居住环境，"阴阳喜怒"就是情志，这些就属于内因。除此之外还有一个其他因素，包括"虫兽所伤"、"金刃所伤"，就是指外伤、虫兽所伤，这些是不内外因。所以我们中医讲病因，说到底就是三种。

对谈人：其实居住环境也很重要，那些长寿的人，家里都搞得比较整洁干净。我进熊老师家里，就发现特别舒服，可能您也比较注意这一点，是吧？

熊继柏：我很讲卫生。我上课有一个习惯，我的讲台周围是干干净净的，我上完课以后桌上没有一点杂物，包括粉笔灰。我在门诊上班也是一样的，我出门诊的地方是干干净净的。我上班在开始看病前习惯在桌子上用手指一抹，如果有灰尘的话我就会自己擦桌椅，这是一个习惯问题。无论是当医生、当教师，都应该养成这种好习惯。

我们现在的人热衷于找长寿秘诀，其实这是一个错误的观念，似乎谁长寿，谁的生活习惯就是最好的。但现实恰恰存在两种相反的现象：这个长寿的人是饭后百步走；那个长寿的人是饭后就睡觉；这个长寿的人是早晨起来锻炼，那个长寿的人是睡到中午才起来，你怎么理解？我以为道理就是顺其自然。首先要顺应自然，也就是顺应自然气候环境，比如天气很热了，你总不可能穿棉衣出去吧；天气太冷了，你总不可能打赤膊出去吧。古人也知道，"动作以避寒，阴居以避暑"，所以要顺应自然界气候的变化，这是第一个。

第二个就是生活习惯要顺其自然。比如我喜欢吃红薯，所以我到北京就去街上吃烤红薯；我吃海鲜就不舒服，你尽管大摆筵席请我，很客气，那我也不吃。我不能喝酒，有些人硬要请我喝酒，但我坚持不喝，喝了我就干不了活儿了，就不能吃饭了，我只能以茶代酒，只能这样。再比如抽烟，可能你不抽就不舒服，我抽了就不舒服，我们俩就是相反的。抽烟的人如果突然不抽了，他就感觉不行，为什么呢？他有个适应度啊，他适应这个东西了。

除了顺应自然以外，人的长寿与空气、水、饮食是有密切关系的，另外还与运动、心情有关，这是综合因素的作用，不是哪个单方面因素决定的。我到海南岛三亚旅游，那里就有很多百岁老人，全部在一个亭子里张榜公布，介绍情况，有很多百岁老人的家里都是非常穷的。有一个百岁老人，墙上贴着他家里的照片，上面开天窗，下雨时就从茅草房顶直接下来了，房子里连坐的地方都没有，凳子都没有，屋里就几个石头，坐石头，他居然能活到一百多岁。你看这样的生活习惯，这样的生活环境、生活条件，差到什么程度，他为什么能长寿呢？那个地方的空气好啊，那个地方的水好啊，这个人一世劳动；他心情也没什么问题，他又不想当官，又不想发财，又不与人家勾心斗角，他一天就耕种劳作那几块自留地，他什么都不想啊！这不就是古人讲的"恬淡虚无"吗？你说他怎能不长寿？而我们现在有些人看到谁长寿，就去问有什么秘诀，其实没有什么秘诀。我刚才讲"顺其自然，不要霸蛮"，这才是正常的，才是正确的。

　　现在再讲一下病机。病机就是发病的机制。中医认识发病有一个很关键的东西，就是邪气与正气，两者是对立的关系，这点恰恰是西医所认识不到的东西。中医认为邪气伤人有一个前提，就是人体的正气一定要虚弱，如果人体的正气不虚，邪气伤不了人。这就好比一个国家，我打个比方，我们的国家现在很强盛，谁敢来侵略啊？当年日本鬼子为什么打到中国来啊？那时中国很弱啊，根本自己保护不了自己的外围，你看现在谁敢来骚扰，这就叫"正气存内，邪不可干"。所以

《内经》说"邪之所凑，其气必虚。"意思是邪气之所以侵犯人体，是因为人体的正气一定亏虚。再比如湖南的张功耀事件，他写了攻击诽谤中医的文章，我认为我们不要老指责张功耀，应该去认真反思一下，我们自身还有什么问题，不能辩证地看问题，始终看不清自己的短处在哪里，这是不行的。事业要发展，还必须要看清自己的短处，找出自身存在的问题，这样才能不断进步，是不是这个道理啊？

所以中医认识发病观是一个很富哲理的辩证观。《灵枢·百病始生》有一句名言叫"两虚相得，乃客其形。""两虚"指的是哪两个虚？第一个虚是正气虚；第二个虚是外面的邪气，称为虚邪。这句话的意思是：外面的虚邪伤人，必须要遇到人体的正气虚，在人体正气虚的情况下，邪气才能伤人；邪气尽管再凶，如果人的正气很强盛，它是不会伤人的，这是中医的理论。

外邪中还有一种叫"疫疠之气"，"疫疠之气"引起的就是瘟疫。"五疫之至，皆相染易，无问大小，病状相似。"这是《素问·刺法论》中的原文，意思是五种疫疠之气一来，人人都可以传染，各个地方都可以传染，无论男女老少，症状都是一种，这就是瘟疫。但是"正气存内，邪不可干"，所以也有极个别的人就不染上，无论什么瘟疫，也绝对不会让人死光。在中国历史上曾发生过好多次瘟疫，那时不象我们现在控制得这么好，就像张仲景的《伤寒论》序中所讲，他的张氏家族死了几十上百人，就是因为瘟疫流行。

古代的瘟疫流行是很频繁的，尤其是江南。为什么温病学家兴起那么快？他们是在当时的实践中得出的认识总结，没有实践他们不可能上升出这么多系统的理论。比如疫病专家余师愚，他发明"清瘟败毒饮"治瘟疫，而且善治那一类病，为什么呢？他当时在实践中就治好了这类病，就这样得来的，所以他就有经验总结。

你可以想象，那个时代的瘟疫流行该是多么猖獗，但是那也绝对不会让人死光，还有一些人不得病，为什么呢？因为有的人正气很强盛，就得不了病。所以正气和邪气的比较是中医的一个很科学的理论，是非常符合哲理的，非常符合辩证法的。

我再举个例子，有人得肺结核，有人得肝炎，这都是传染病，可是病人的亲属很难做到完全隔离，这种情况多得不得了，但不一定都会传染上。我在农村过去看肺结核的病人比较多，现在肝炎病人也不少，有些男的得病了，妻子偏偏就不得病；有些女的得病了，她的丈夫就偏偏不得病。虽然这是个别现象，但怎么解释？只能有一个解释，那就是"正气存内，邪不可干"。这就是中医所认识的发病观。

在这个思想指导下，中医治病就要考虑扶正与祛邪，以邪实为主的，就祛邪；以正虚为主的，就扶正。正虚和邪实两个一比较，以谁为主就治谁，两者都有就是既扶正又祛邪，这就是中医治病的指导思想。这个指导思想是从发病机制去认识的，这一点就是我们中医最大的奥妙。

为什么中医治病有时候称为调和？其实就是扶正祛邪、分清虚实。比如治内伤杂病一定要分清虚实寒热，这个虚和实我们是绝对要搞清楚的。其中或者纯虚证，或者纯实证，而临床上往往多见虚实夹杂证，这时又要看究竟是虚多实少，还是实多虚少，"邪气盛则实，精气夺则虚"，邪气盛就是实证，正气衰就是虚证。比如本来就是虚体，你只给他攻邪气，行不行？比如治癌症，西医治癌症除了开刀以外就是化疗、放疗，对于化疗、放疗我不反对，确实可以见急效，但是虽然见急效，却有另外一个负面影响——这个人本来体质很好，经过多次化疗以后是个什么情况？第一，不吃饭；第二，口干；第三，掉头发；第四，人的形体衰弱，整个精神下降，全是一个模式。这是为什么呢？因为只注意治那个癌症，治那个肿块，只"杀"那个癌肿，同时对人的正气也一样地"杀"。就跟我们用灭蚊药一样，用了以后不仅对蚊子有影响，对人也肯定有影响，打药之后人就不舒服。中医治癌症恰恰就有奥妙聪明的地方，中医要搞清正气所在和邪气所在。如果这个癌症病人形体壮实，癌症又很厉害，我就给你治癌症，我给你攻积，用消散的药，用攻伐的药，用祛邪的药；如果这个人正气虚了，那我先要扶正，绝对不能专杀邪气，我先得把人保住啊！之所以有许多癌症患者可以很长时间保持稳定，甚至于还向愈，是因为我们注重扶正祛邪，把虚实摆得很平。我们一定要把正气扶住，把人维持下来。因为人的正气盛了以后，就可以凭自身能力去抵御邪气，去抗击病邪，这正是中医的奥妙所在。

当然，首先要搞清虚实。如果不是一个虚证，是个实证，你还用补法，那就补了邪了，这就叫犯"虚虚实实"之戒。

"无虚虚，无实实"。他是一个虚证，你就不能泻；他是个实证，你就不能补，这是很重要的。这就是中医在认识发病机制这一点上的科学性，这点非常重要。

第三个方面就是关于疾病的机制和传变。疾病的机制很复杂，有脏腑病机，有六气病机，等等，这里我重点讲讲疾病的传变。疾病的传变有个基本的规律，就是外邪伤人是由表传里的，这是一个基本的规律。如果不能防止传变，这个病就发展了，就变化了。所以中医有一个重要的思想，叫"治未病"。目前正在大范围宣传这个"治未病"，在西医听起来是个很新的术语，对老百姓而言也是从来没听过的，其实在中医学领域这是个老术语，因为"治未病"出自《内经》，所以西汉以前战国时期就有"治未病"的概念。

关于"治未病"，严格地讲，包含以下四个方面的思想内容，我顺便讲一讲。

第一个思想是"未病先防"。《素问·四气调神大论》里面讲"圣人不治已病，治未病"，"不治已乱，治未乱"，意思是在病没有发生的时候先预防，不让他发病；好比一个国家，在没有发生混乱之前就要治理，不让它发生混乱。这就是我们现在讲的预防思想。如果等到病已经发生了再去治疗，或者等到祸乱已经发生了再去平治，这都是被动的，不是主动的，用我们现在的话说就是要主动预防。

《内经》指出："病已成而后药之，乱已成而治之，譬犹渴而穿井，斗而铸锥，不亦晚乎。"意思是说口渴了我才去挖水井，打起仗了我才去打造兵器，那不是晚了吗？所以中医强调要以预防为主，这是第一个思想。

第二个思想就是"治病萌芽"。是指在病一开始有点萌芽状态的时候，就要把病治好，用我们现在的话讲叫早期治疗。《内经》有句话叫"病虽未发，见赤色者刺之，名曰治未病。"意思是病症还没有完全表现，但面象已经出现赤色了，病变已经开始了，就要刺治，这就是治未病。用现代的话讲，就是在疾病刚刚有一点点萌芽状态就要发现，早治就没事了。等疾病发展了，变化了，再治疗就晚了，这就是"治病萌芽"。

第三个思想就是防止传变，又称既病防变，是指已经有了病了要防止传变。比如《素问·阴阳应象大论》讲："善治者治皮毛，其次治肌肤，其次治筋脉，其次治六腑，其次治五脏。治五脏者，半死半生也。"这就反映了一个基本的规律——外邪伤人是由浅入深，由表入里。会治病的医生，就是上等医生，他知道"治未病"的道理。邪气一伤人，"邪风之至，疾如风雨"，善治者在邪气位于皮毛的时候就把病治好了；差一点的医生是"其次治肌肤"，是指疾病深入一点，到了肌肤才给予治疗；再差一点的医生等病到了筋脉才知道治疗；再差一点的医生等病邪到六腑才晓得去治六腑；再差一点的医生等病邪到五脏才开始治疗，这时已经是"半死半生"，治好就只有一半希望了，就有危险了。这就告诉我们当医生的要知道外邪伤人是由表入里、由浅入深的传变规律，因此要注意既病防变。

我随便举个例子：小孩发烧，扁桃体肿大，发高烧就应该给他退烧吧。一般来讲，一个晚上或一天时间我就可以把发烧给退下来，基本上是治一个好一个。这是为什么呢？因为是表证。我上次讲过这个道理，之所以有扁桃体发炎，一是由于外邪伤人，二是由于肺胃有火。咽喉是个关隘，"喉主天气，咽主地气"，咽喉所居，咽喉所过的部位，一个是主呼吸的，一个是纳水谷的，主呼吸的是肺气所主，纳水谷的是胃气所主。肺主皮毛，外邪伤人易壅遏肺气，这是外感；胃火很重，是火热郁闭，外邪一郁闭，火气一上冒，阻遏了咽喉，于是乎扁桃体肿大、发高烧。如果你没弄明白这个道理，就不晓得如何治，只去发表，解决不了胃火，只清胃火又解决不了表寒。所以我用表里兼施法，取效特别快。

当退了高烧以后，下一步做什么呢？作为一个很明白的医生，就要考虑到下一步。小儿外感发烧退了以后，下一步会出现什么症状？下一步肯定是咳嗽，我就要马上考虑到下一步治疗咳嗽。因此我要交待病家，烧一退，接下来要治咳嗽。病家往往很奇怪，问我怎么知道将会出现咳嗽？结果第二天病人真的就出现咳嗽了，这就叫"治未病"，我要想到他现在没有出现而将要出现的情况。为什么呢？因为一开始邪气在表，是在皮毛，而肺主皮毛，邪气一旦入里就到肺。所以开始热是退了，但是邪气已经伤了肺，第二步就肺气壅塞，肺气上逆，就要出现咳嗽。所以治疗扁桃体炎发烧以后，下一步就要治咳嗽，这就是"治未病"。

内伤杂病多为脏腑传变，"五脏相通，移皆有次，五脏有病，则各传其所胜。"五脏有病是相互传变的，有子病传母的，有母病传子的，有传我所克之脏的，有反侮传克我之脏的，这些情况都是有的。但是总的来说有一个规律，它主要是传其所克之脏。

张仲景说："见肝之病，知肝传脾。"其实那是《难经》的话。《难经》曰："见肝之病，则知肝当传之与脾，故先实其脾气，无令得受肝之邪。"张仲景把它简化了。《难经》的这句话从哪来的呢？是从《内经》来的，原文说："五脏相通，移皆有次，五脏有病，则各传其所胜。"传其所胜，是指肝病要传脾，脾病要传肾，肾病要传心，心病要传肺，肺病要传肝。但是这种传变并不是绝对的，不是一成不变的。脏腑的病可以相互影响，肢节的病可以传到脏腑，脏腑的病可以影响体表，可以影响五官九窍，可以影响肢节。

所以治未病必须防其传变，防其复杂化。比如临床上有种病，出现半身麻木、半身出汗，这种情况还不少。下一步可能会发生的病变是什么？这时我就要告诉病人，下一步首先要防止中风，我现在马上就要给你治。这不是危言耸听，如果不治很可能会发生中风。"汗出偏沮，使人偏枯"，意思是半身出汗，下一步就是偏枯，就是半身不遂。我作为医生，要想到"治未病"，已经发现病人半身麻木了，我就马上要考虑以后可能出现中风；或者我发现病人半身出汗了，我马上要考虑下一步可能出现半身不遂，提前给予治疗就容易多了，这就是"治未病"。这是根据疾病传变的规律认识"治未病"。

刚才讲"治未病"，一个是未病先防；一个是治病萌芽，也就是早期治疗；一个是既病防变。另外还有一个是"待衰而刺"，这个是出自《灵枢·逆顺》和《素问·疟论》两个地方。

《灵枢·逆顺》曰："方其盛也，勿敢毁伤，刺其已衰，事必大昌，故曰上工治未病。"这是什么意思呢？就是当病势很猖盛的时候不能针刺，等到病势消减的时候再针刺。这是与兵法相联系的，兵法有个"勿击蓬蓬之阵"，意思是阵势摆得很凶盛的时候不要直接击打，敌人来势很凶猛的时候不要打，叫"避其锐气"，这是《孙子兵法》的思想。我们《内经》里怎么讲的呢？"无刺熇熇之热，无刺漉漉之汗，无刺浑浑之脉。"意思是：大汗淋漓的时候，高热很盛的时候，脉来得浑浑有力的时候，不能针刺。为什么呢？这时候邪气上升，针刺的时候有伤正气，这也叫"不治已病治未病"，是指待病势消退的时候，不在病势猖盛的时候针刺，这是《内经》的理论，这叫"待衰而刺"。这个"未病"、"已病"怎么理解？这个"未病"就是指病势不猖盛的时候，病势很猖盛的时候就是"已病"。我们要避其锐气，是为了保存正气。这一点特别重要，它应该是指导针刺的一个重要原则，这是单指针刺而言。

所以"治未病"实际上包括以上四方面内容。我们现在宣扬"治未病"，主要是讲早期预防、未病先防和早期治疗。现在宣传的"冬病夏治"、"夏治冬病"，虽然有一些广告的成分，但是它也符合"治未病"的思想。总之，所谓"治未病"，其实是根据中医认识病传学的规律来指导治病。

对谈人：今天请您讲一讲养生，一些老百姓对中医的养生学是很感兴趣的。

熊继柏：养生是中医的一大学问，中医的理论体系里有一大学说就是养生学说。现在的社会进步了，生活水平提高了，人们最怕的有几件事，第一就是怕得病，要保健，要健康；第二就是怕短寿，要长寿。因为生活水平提高了，社会进步了，我们中国现在的繁荣面貌，比过去那是天翻地覆的变化，现在谁不想享福？谁不想长寿？谁不想健康？所以面临着的就是最怕得病，最怕短命，越是条件好的人越是想这个问题。所以现在的养生学身价也就自然提高了，人们对它的认识也要比原来高得多。

养生学在我们《内经》时代，也就是汉代以前，在我们中医的术语中又称为摄生，即摄养生命。

养生学其实方法很多，概括起来讲，按照我们《黄帝内经》本来的思想，人的养生应该包括两大类：第一是养神，养精神的神；第二是养形，养形体的形。为什么有两大类呢？因为《内经》有一条基本的原则叫"形与神俱而尽终其天年"，"形"就是形体，"神"就是人的内在因素，就是精神，形体和精神要和谐。现在不是讲和谐吗？要协调，要同时健旺，形、神都健康、旺盛，这样才能够长寿到 100 岁。如果只有形而没有神，或者是有神而无形，那就是形与神不能够共同协调，是不可能长寿的。因此《内经》就特别注重这么两个方面，一个是养神，一个是养形。下面我就把这两个方面分别讲一下。

第一条是怎么样养神。这是最重要的，《内经》尤其注重的是养神。养神与养形两者相比较，第一应该是养神，第二才是养形。

第一个养神就是"恬惔虚无，精神内守"。这是我们的古人特别讲究的，"恬惔虚无"是要做到"心安而不惧，形劳而不倦，嗜欲不能劳其目，淫邪不能惑其心"，就是指淫邪嗜欲我们不要沾染，心地要安静，要心情平静，不要一天老是痴心妄想，不要一天只想到升官，想到发财，想到搞名堂。心境不清静的人神志是不安宁的，神志不安宁就耗神，耗神就累神，累神就容易短寿，这是《内经》一贯的思想。这个思想是来源于老子的《道德经》，老子也是强调"恬惔无为"，主要是指恬惔清净，心境要安静。其实这个"无为"本是封建的东西，要人们莫要一天痴心妄想，不要让嗜欲与淫邪诱惑你。

我记得《列国》有一个故事：三个同学在房子里读书，外面敲锣打鼓，有一个人就张望，把头伸到窗外张望。另一个学生是很讲究的，就因这一件事与他断交了，再也不到一起了。这是《列国》里面的一个故事，就是说一个人心境要安静。

我们现在做学问也是这样，你心境不安静，你一天还东想西想，今天要打牌，明天要喝酒，后天要去外面唱歌，天天只想着去外面搞活动，你还搞什么专业？绝对搞不好的。所以我经常讲，搞专业的人一定要坐得下来，你坐得下来你就搞专业，你坐不下来就绝对不是一个搞专业的人。

其实这说明一个很重要的道理，就是心境要安静。人要保持心态平和，不要情志伤人。《内经》中认为能够做到恬惔虚无，精气和神气就能够内守，精气神气能守持在内，那么"精神内守，病安从来？"那就不可能有病，于是乎就可以健康。这是最重要的一条，就是调养精神。

第二个养神就是《内经》里面讲的"春夏养阳，秋冬养阴。"《内经》中有一篇文章叫《四气调神大论》，"四气"就是顺应四时气候，"调神"是调养人的精神。春天三个月，夏天三个月，秋天三个月，冬天三个月，一年春、夏、秋、冬四季的气候是不一样的。春天主生发，夏天主长养，秋天主收敛，冬天主闭藏，我们习惯笼统地称为春生、夏长、秋收、冬藏，这是自然界气候的正常变化。世界万物，宇宙上所有的生物，都随着这种气候的变化而有生、长、收、藏这么一个基本的变化规律。尤其是庄稼、植物，这是最明显的，春生、夏长、秋收、冬藏，所有的植物都是这样的。人与天地相应，生活在自然界中的人一定要顺应四时的生、长、收、藏这个基本规律来安排起居、调摄精神，春夏养生养长，秋冬养收养藏，即经文所说"春夏养阳，秋冬养阴"。在《素问·上古天真论》中亦曾指出："和于阴阳，调于四时。"这种顺应四时的养生法则体现了天人相应的整体观思想。

春三月，自然界生机勃发，人们应当顺应自然界阳气升发、万物俱生的特点，注意生活起居，做到"夜卧（至夜即卧）早起，广步于庭，被（披）发缓形"；注意调摄精神，做到"以使志生，生而勿杀，予而勿守，赏而勿罚"，要心情舒畅，精神愉快，不要扼杀生机、郁遏阳气。这是顺应春天的"养生之道"。

夏三月，自然界万物盛长，人们应当顺应自然界阳气隆盛、万物盛长的特点，注意生活起居，做到"夜卧（晚卧）早起，无厌于日"，姚止庵《素问经注节解》释曰："夏宜宣畅，不可多睡。"注意调摄精神，做到"使志无怒，使华英成秀，使气得泄，若所爱在外"。要保持心志平和，无郁无怒，使人的神气同万物一样充满生机，喜气洋溢。这是顺应夏天的"养长之道"。

秋三月是自然界万物成熟的季节，人们应当顺应自然界阳气渐收、阴气渐长、万物收敛、植物凋谢的特点，注意生活起居，做到"早卧早起，与鸡俱兴"；注意调摄精神，做到"使志安宁，以缓秋刑，收敛神气，使秋气平；无外其志，使肺气清"。要使志意安宁，神气收敛，不要妄扰精神。这是顺应秋天的"养收之道"。

冬三月是自然界万物闭藏的季节，人们应当顺应自然界阳气闭藏、阴寒之气旺盛、万物潜藏的特点，注意生活起居，做到"早卧晚起，必待日光"；注意调摄精神，做到"使志若伏若匿，若有私意，若已有得；去寒就温，无泄皮肤"。要使精神志意藏而不露，要注意防寒，避免阳气外泄。这是顺应冬天的"养藏之道"。

归结言之，春夏属阳，主生主长，人们应当顺应生长之气而调养精神；秋冬属阴，主收主藏，人们应当顺应收藏之气而调养精神。

第二条养形就是保养形体。保养形体也可以从以下两个方面来讲：

一个方面就是"虚邪贼风，避之有时"。对于外来的邪气，你要随时去预防它，要躲避它。《内经》中说："谨候虚风而避之，如避矢石然。"意思是我们要谨慎地躲避和预防虚邪贼风，对外来的邪气要躲避，好像躲避矢石一样（矢石就是古人打仗时的射箭和飞石）。这个话出自《灵枢》的《九宫八风》篇。《灵枢》中认为贼风邪气是伤人的，只要一伤人，马上就会使人得病。风、寒、暑、湿、燥、火之邪，包括瘟疫、疫疠之气，伤人都属于外感病。所以《内经》里面强调"虚邪贼风，避之有时"，要随着不同的时令去预防它。外边在刮台风，要不要躲避？要躲避。刮飓风，要不要躲避？要躲避。突然的冰雹，暴风骤雨，要不要躲避？要躲避。热天的时候突冷，要不要躲避？要躲避。冷天的时候突热，要不要躲避？要躲避。这就叫"虚邪贼风，避之有时"，随时都要注意防避外邪的入侵。

明代的大医家张景岳把养生归纳为两个方面，一个是"治内之道"，一个是"治外之道"。调养精神，"恬惔虚无，精神内守"，就是治内之道；"虚邪贼风，避之有时"，外避邪气，这是治外之道。这些也可以讲是预防医学、养生医学。

养形的另一个方面就是"食饮有节，起居有常"，也就是指食饮有节制、起居有常规。"饮食自倍，肠胃乃伤，"人不食半日则气衰，一日则气少，七日不食就水谷精气皆绝。饿也饿不得，胀也胀不得，这就是有节。

"热无灼灼，寒无沧沧"，意思是饮食不能过热，不能过冷。我记得孙思邈讲过一句话是"热勿灼唇"，是告诫我们吃热的东西不能烫到嘴唇，意思是烫嘴唇的东西不能吃；"寒勿冰齿"，是告诫我们寒的东西不要吃进去使牙齿很冷，这就过寒了。这是孙思邈讲的一个很直截了当的话，就这么一个标准，意思是吃热的、吃冷的都不要太过。你看我们现在的人吃冰棍，吃了之后整个牙板都是冰冷的，让人受不了，这就是过度。

前面说过，人的饥饱要正常，冷热要适度，不能过饥，不能过饱，不能过冷，不能过热。还有一点是五味不能偏嗜，不能膏粱厚味过度。而现在我们这个时代的人，尤其是城市的人，往往都存在饮食的不良习惯，第一是膏粱厚味过多，第二是饥饱失常，第三是五味偏嗜。这些人不是"气味合而服之"，不是讲究"五谷为养，五果为助，五畜为益，五菜为充"，不仅饮食无节，甚至还吃一些有毒的东西，比如河豚，明明知道食后可能会死人，很多人吃了被毒死，却还吃，你说这种人怪不怪，有毒的偏偏要吃。其实这不好，这不符合养生的原则。

还有一个问题是饮酒过度。"大饮则气逆"，饮酒过度伤人的不少，这个大家都明白。饮酒以后有的当场倒了，有的就病了。还有酒精肝，现在是一个接一个地出现。明明知道酒醉伤人，还要大喝特喝，特别是官场的一些人，一边喝还一边说"我是没有办法！"搞业务的、当老板的也说："我也是没有办法！"好像都没办法，大家都说没办法，为什么就不能少喝呢？为什么就不能控制呢？其实这是减少寿命的一种做法，当然属于饮食不节。

养生还要讲究起居生活有常规。如果违背了时令，违背了自然界的阴阳变化的规律，那种起居生活绝对是伤人的，绝对是影响寿命的。当然，也有长期上夜班的。虽然是上夜班，也有休息时间，至少是三班倒，绝对不是二十四小时上班。我们现在有些人的作息规律就有很大问题，甚至可以不休息，可能其实也不是为了工作，当然为了工作的也有，那只是极个别的，比如我们搞脑力劳动的，白天工作很忙，比如我要写文章，说不定我一个通宵就不睡觉，但这也只是个别的，不是每年三百六十五天都这样。但不论工作怎么忙，起码我有一个规律，那就是在很紧张的情况下我有我自己紧张的规律。可是现在有些人就是颠倒的，阴阳颠倒，甚至不仅颠倒，而且错乱，要么就睡二十四小时，要么就二十四小时不睡，这就叫生活起居无常规。所以《内经》有这样的批评："以酒为浆"——把酒当饮料；"以妄为常"——把乱行为作为常规；"醉以入房"——喝醉了酒以后行房；"以欲竭其精"——由于欲望过度耗竭精气；"以耗散其真"——耗伤过度而损伤人体真气。结果就是"不知持满，不时御神，逆于生乐，起居无节，故半百而衰也。"这种人只有五十岁就衰老了。这就是不会养生导致身体不健康，导致疾病，导致短寿。

中医讲养生归纳起来主要就是这么两条——一个养神，一个养形。其实包括的内容还很广，《灵枢·本神》作过一次总结："顺四时而适寒暑，和喜怒而安居处，节阴阳而调刚柔。如是则辟邪不至，长生久视。"意思是既要顺应四时的变化，适应寒暑的变迁，又要节制阴阳，也就是节制房事，还要调养精神，安定起居，节制饮食，就是我刚才讲的这些，这就是养生最基本的原则。

前面讲过，我曾经跟一些老同志说，讲养生通俗一点就是"顺其自然，不要霸蛮"。我讲的顺其自然是有原则的，要顺应情绪的变化，做到心态平和，这是顺其自然；要顺应生活规律，饮食要顺应自己的胃口，要有节制，不该饿的时候不要饿，不该胀的时候千万莫要胀。关于喝酒，你能喝就喝一点，不能喝就切莫勉强。再比如去玩，你有精神头你就玩，你觉得玩得舒服你就玩；你没有精神头，就切莫"霸蛮"。其实这就是体现了《内经》的养生法则，一个养神，一个养形，这是我们养生的基本法则。

另外，人的体质是各有差异的，各人有各人的具体情况。每个人有自己的生活习惯，有自己的生活情趣，都各有不同。

有些人退休以后精神可能就差了，为什么呢？《内经》里面讲一种是"先富后贫"，原来是很富足的，突然一下穷了，就得病了；一种是"先贵后贱"，有些人在位的时候很高贵，谁都在他面前毕恭毕敬，突然一下没有职务了，没有门庭若市了，突然变得冷冷清清，心里就不安定了，其实这种人是不善于心理调节。像我们这样只忙于工作的人，现在退休了以后比以前还忙一些，根本就没有什么精神负担，我一天充实得很，所以我的精神就好。人一定要善于精神调节，这点非常重要。

八、谈怎样讲学中医经典课

　　对谈人：您讲《内经》的时候，很多别的班的同学都会跑过去听。您搞经典讲座的时候，竟然开创了湖南中医药大学的先河，几千人到体育馆去听您作报告，因为学术报告厅只能坐600多人。请您介绍一下讲课的经验。

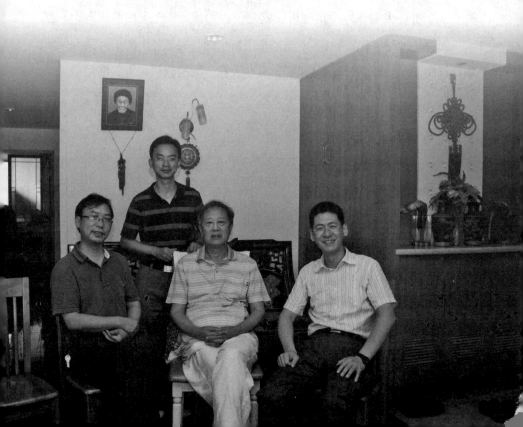

熊继柏：关于我讲课，的确在湖南中医药大学历史上创造了几个"新闻"。第一个新闻是：凡是上课，不管是本科生班，还是研究生班，只要是我在那个教室上课，那个教室里绝对是满座；不仅满座，而且走道上绝对有人搬椅子进来听。第二个新闻是在体育馆作学术报告，因为学校的学术报告厅只能坐六百人，而体育馆能容纳两千人，实际听讲座的是两千多人，因为很多人站着，没地方坐。

其实，我不是教书出身，我是一个医生，后来才变成一个教书的人，而且是在湖南中医药大学讲《内经》课的老师。大家知道我《内经》讲得好，其实我的《中医内科学》和《温病条辨》比《内经》还讲得好，我自己是这么认为的。为什么呢？因为比较起来，我对《中医内科学》和《温病条辨》比《内经》熟一些。我讲《中医内科学》随便讲，点哪儿讲哪儿；我讲《温病条辨》也非常熟。

但是为什么大家认为我《内经》讲得好呢？因为《内经》特别深奥，特别复杂，特别干涩，同学们的感觉就是干涩难懂，老师们的感觉就是干涩难讲。一个难懂，一个难讲，所以如果有人把《内经》课一讲活，那大家就觉得别开生面，特别出彩。相对而言，《内经》不好讲，也不好读，不好学。而且我不会说标准普通话，我只会讲带常德口音的普通话，现在也改变不了。对于我讲《内经》的优点究竟在哪，我自己也在琢磨，大概有这么几条。

第一条，我的思维不紊乱。

不管讲什么，平时闲聊也好，讲课也好，我条理是清楚的，从来不紊乱，因为我思维不乱，这是最重要的。其实我并不是很会讲演，开会的时候我从来不发言，因为我讲不出来，你要我讲大道理我讲不出来。

第二条，我特别讲规矩。

哪些规矩呢？上课从来不迟到，下课从来不拖堂，我在这里喊下课，那边准打下课铃。我写板书不乱写，课桌上干干净净。我当老师时一进教室门就打扫卫生，把课桌、黑板搞得干干净净。下课以后，我的课桌上一个粉笔头也没有，我的周围也是干干净净的。我的板书清清楚楚的，条分缕析。我在年轻时板书的字确实写得相当好，现在倒不敢这么讲了。那个时候写字漂亮得很，记得我给 77 级上课，一上台写板书，同学们惊叹：哇，这老师字写得那么好！因为我的字是从小练过的。我没拖过一次堂，没迟到过一次，规规矩矩的，这应该是在教学上的艺术吧。

第三条，就是我对中医书本特别熟。

熟到什么程度呢？就说讲《内经》吧，《内经》本身我很熟，至少四版教材、二版教材的《内经》原文我是背的。有人说我对整个《内经》的原文倒背如流，这是夸大其辞，但二版和四版教材的原文我准背得了。另一个我背得的就是重要注家的重要观点，比如张景岳的、张志聪的、高士宗的、马莳的，乃至于极个别的丹波元简的、王冰的，只要是重要的观点我准记得，随手就能写出来，学生回去查书，方知是一字不错。当然，不是重点的我不一定记得。

我讲《内经》有两个方面是超出一般人的，一个方面就是我讲《内经》的时候能够联系中医的经典，包括《伤寒论》《金匮要略》《温病条辨》，乃至于各家的重点医书，对于《内经》的阐发可融会贯通、紧密联系，用现在的时髦语言叫"旁征博引"。这个功夫绝不是一年两年学得来的，为什么呢？因为《金匮要略》、《伤寒论》条文我背得，《温病条辨》的条文我背得，我可以随手拈来地联系。比如我讲到"热论"，我马上把《伤寒论》的条文引来了，还可以发挥到温病学。比如我讲阳明病，《内经》上说"阳明……其脉挟鼻，络于目，故身热、目疼而鼻干，不得卧也。"身热、目痛、鼻干、不得卧是经脉循行部位的病症，这也可以讲是阳明经的外证。我们读《伤寒论》就有一个阳明经外证，那是什么呢？"身热，汗自出，不恶寒，反恶热。"也是四句话，也是四个症状。《内经》上说是经脉病症，我也可以把它说成是外证，张仲景阳明病不就有四个外证吗？二者可以联系比较。再比如少阳病，《素问·热论》里面论述少阳"胸胁痛而耳聋"，是经脉的外证；《伤寒论》上说少阳病"口苦咽干目眩""往来寒热，胸胁苦满，默默不欲饮食，心烦喜呕，或胸中烦而不呕，或渴，或腹中痛……"我列举出来，两者可以相比较。吴鞠通还论述了一个少阳证，是蒿芩清胆汤的湿热郁遏少阳，它是什么特点呢？是寒热类疟，舌苔黄腻，用的主方是蒿芩清胆汤。你看，我从《素问·热论》的少阳经脉病证，到《伤寒论》的少阳证，到《温病条辨》的少阳证。三个一比较，就讲出了学生们想也想不到的东西，这就叫融会贯通。我经常讲，一个老师要做到这一点，是极不容易的。但只有这样，学生才能学到真正的东西，也就是我们经常讲的要开拓学生的视野和思路，启发他们中医临证的思路，这一点是一般老师做不到的。我作学术报告也是这样，仅仅写一个提纲，其他都是临场发挥，做到融会贯通。

记得有一次在安徽召开全国《内经》专业委员会的会议，开会时有人"将我的军"，记得是上海的周国琪教授，陕西的邢玉瑞教授，还有山西的项祺教授，他们说："我们早就听说熊老师的《内经》课讲得很神，今天给我们试讲一次吧。"我说："开会就开会，莫搞这些题外的事。"他们却抓住我不放，而且看我一推辞，就越发来劲。我说没带教材，陕西的邢玉瑞教授很积极："我这有教材，我翻到哪你就讲哪儿"，他就随便把六版教材一翻，就让我讲。大概我讲了不到二十分钟，竟让他们听得喜笑颜开，说："这一课真讲活啦！讲到这个程度，怪不得说你讲得好。"其实，我讲《内经》无非就是一个"熟"字。一个是对经文本身的东西熟，熟到什么程度呢？不仅《内经》这本书熟，而且注家的重要观点，特别是那些重点、疑点、难点，越是这些地方我越熟；再就是《内经》以外的东西，只要和《内经》有联系的主要的中医经典著作，我都很熟，都可以融会贯通；还有一点是我临床应用特别熟，我讲《内经》随便讲到哪里，都可以举出真实的临床例子，而且我随手拈来，不用细想，因为这些案例都是事实，都是我经历过的医案。比如我讲《素问·痹论》里面的"肝痹者，夜卧则惊"，为什么夜卧则惊？为什么白天不发惊，晚上发惊呢？痹邪伤肝，为什么夜卧发惊呢？这究竟是个什么病？"肝藏血，血舍魂"，这是《内经》上的话，在《灵枢·本神》中。肝能藏血，血就舍魂，那就是肝藏魂。肝藏魂，晚上就能够安眠；肝不能藏魂就神魂失守，晚上就不安，那么这个病理机制我就找到了。肝为什么不能藏魂呢？因为肝不能藏血，肝为什么不能藏血？是因为痹邪伤了肝，痹邪伤肝就不能藏血，进而不能藏魂，神魂失宁，于是就夜卧发惊，就这么个道理。临床上就有一种病——梦游症，我怎么治呢？用磁朱丸，后期用补肝汤，就这么治好的。为什么？你想想看，肝藏血，血舍魂，"肝痹者，夜卧则惊"，这不一下就联系起来了。

我曾经发表过一篇文章，叫《研经三法》，就是读《内经》的三个方法，一个方法就是疏通文理，我重点讲一下这点。《素问·上古天真论》中说："虚邪贼风，避之有时，恬惔虚无，真气从之。"诸如这样的重点句子，就要注意疏通文理。对"虚邪贼风"，我们注家的解释就是邪气，外来邪气。高士宗解释为："四时不正之气，皆谓之虚邪贼风。"那么，为什么有个"虚"字呢？我们现在讲邪气不是很通俗易懂吗？为什么《内经》偏偏有个"虚"字，为什么偏叫"虚邪"？有人解释是因为乘虚而入，就称为虚邪，这种解释就不符合实际，这恐怕是随便想的，是凭空想的，这叫臆断，因为你没有依据。虚邪在《素问·八正神明论》中解释为："虚邪者，八正之虚邪气也。"说明这个虚邪是个固定的术语、专门的术语，绝对不是因为身体虚弱进来的邪就叫虚邪。所以虚邪就是指外邪而言。

《灵枢·九宫八风》里面有个虚风，有个实风，"风从其

谈怎样讲学中医经典课

207

所居之乡来为实风，主生，长养万物。"这是指正常的气候而言，是生养万物的，生养人体的，所以称为实风。那么什么是虚风呢？"从其冲后来者为虚风，伤人者也，主杀主害者。"虚风跟实风是虚实相对的，这是古人写文章时候用的一个反面词，叫作"对比法"。这个虚风是从"冲后"来，也就是从相反的方向来。现在我们要搞清楚，什么叫相反的方向，"冲后来"？什么叫从"所居之乡来"？凡正常方位来的风，比如说春天东风，夏天南风，秋天西风，冬天北风。推而言之，春天温暖，夏天炎热，秋天凉爽，冬天寒冷，是正常的四时变换，是正常的方位，正常的风，这是养人的，否则万物就不能生、长、收、藏。这是自然界的阴阳变换规律，古人就给它取个名字，叫"实风"，这是养人的，你要适应四时，你要顺应它，这是顺应自然界的万物生长收藏规律。但是"虚风"却是相反的，这叫"冲后"。比如春天应该吹东风，偏偏来个西风，这不是相反的吗？夏天本来要吹南风，偏偏来个北风，这不是相反的吗？这就叫"虚邪贼风"，所以《内经》接着讲应该"避之有时"，要随着不同的时令去预防它。学生们听到这里就会觉得概念清晰，再也不用去翻书了。讲《内经》就要讲到这个份上，这就叫疏通文理和医理。

第二个方法就是要融会贯通。第三个方法是要联系实际，我在前面已经详细讲过。我讲的就这么三点。

疏通文理的目的是为了落实医理，绝不是去学古文。为什么现在很多学生都对《内经》厌烦，觉得难学呢？主要原因是有些老师把《内经》讲成了古文课。如果讲《内经》的时候

了，也不能看病啊。不过，总的来说，读熟是有用的。

我并不要求大家像我小时候那样读书，《伤寒论》全背，《金匮要略》全背，《温病条辨》全背，那相当于死背书。我现在回过头来一看，我花了好多的冤枉功夫。当然现在也有好处，为什么这么说呢？我讲课的时候可以旁征博引，随手拈来，基本上不费什么力。但比较起来，我还是觉得有些东西不要背，比如"伤寒一日，太阳受之，脉静者，为不传也；若脉数急者，为传也。伤寒二三日，阳明少阳证不见者，为不传也。颇欲吐，若燥烦者，为传也。"你说这些句子背了有多大作用？没多大作用，因此要有重点地背。

所谓熟，熟到什么程度？第一个，整个经文要基本清楚；第二个，就是必须要有重点地背。《内经》我就不讲了，《金匮要略》《伤寒论》我们要背些什么东西呢？背的是理论原则，背的是主证主方，什么情况下用桂枝汤，什么情况下用麻黄汤，什么情况下用葛根汤，什么情况下用大青龙，什么情况下用小青龙，什么情况下用白虎汤，什么情况下用承气汤，这都是非常重要的东西，要背的就是这个。重点的理论原则、主证主方，这是必须背的，其实这个量也不是很大。比如《温病条辨》中对于什么是风温，什么是湿温，什么是暑温，"形似伤寒，右脉洪大而数，左脉反小于右，口渴甚，面赤，汗大出者，名曰暑温，白虎汤主之。"这是非背不可的。你如果背了，以后用的时候就可以随手拈来。又比如对于什么是湿温，什么情况下用三仁汤，什么情况下用藿朴夏苓汤，什么情况下用王氏连朴饮，要绝对清楚，这就是所谓的读熟。

第三条，要掌握。

我们读中医经典，一个最主要的目的就是全面系统地掌握中医学理论，所以不读中医经典是不行的。我讲过这样一句话："不熟读中医经典，谈何中医理论？"你经典都不读，绝对不能说你是个理论家，你从哪儿去谈？你根本就没有基础，就如同我们建高楼大厦一样基础根本不牢固。所以必须熟读中医经典，才能够谈得上理论。

我们读中医经典，必须掌握它的精髓。中医经典理论绝没有讲这条理论是一、二、三点，要靠我们自己去理解，然后去掌握。比如我随便举个例子，《内经》说："上焦如雾，中焦如沤，下焦如渎。"这是《灵枢·营卫生会》的句子，它概括了三焦的功能，这个非常重要啊！光从字面上解释，什么叫"雾"？什么叫"沤"？什么叫"渎"？雾就是雾露之状；沤就是浸渍、浸泡、腐烂；渎就是分流、水道。如果这样讲，学生还是在云里雾里一样，搞不清楚。这三句话的目的是什么？就是要我们掌握三焦的功能。三焦的功能是什么？"上焦开发，宣五谷味，熏肤、充身、泽毛，若雾露之溉，是谓气。"上焦就是布散宗气的，这样讲学生就能懂了。《内经》本身的东西就在于你能不能理解，你自己搞懂了没有。你自己搞懂了，学生马上就听懂了；你自己没搞懂，学生就更不可能清楚。

"中焦如沤"，"沤"是指什么？"中焦受气取汁，变化而赤，是谓血。""中焦亦并胃中，出上焦之后，此所受气者，泌糟粕，蒸津液，化其精微，上注于肺脉，乃化而为血，以奉生身，莫贵于此，故独得行于经隧，命曰营气。"这不是清楚了吗？中焦就是化生营血的，腐熟水谷，化生精微，化生营血，中焦的功能就是这样。

"下焦如渎"，"下焦者，别回肠，注于膀胱而渗入焉。故水谷者，常并居于胃中，成糟粕而俱下于大肠，而成下焦，渗而俱下，济泌别汁。"它有个很重要的功能叫"济泌别汁"，就是分别清浊，进行排泄，使糟粕从大便去，水液从小便去，这是下焦的功能。

这样解释，不就清清楚楚了吗？其实也就是三言两语。教学《内经》到了这个程度，才能真正做到掌握中医理论。

又比如"夺血者无汗，夺汗者无血"这句话，夺血者为什么就无汗，夺汗者为什么就无血？夺者脱也，血脱者就影响津液；津脱即汗出太多就影响血液，表面上看就这个道理，脱了血就没有津液，脱了津液就没有血，很多人觉得已经基本理解了。但这种理解并不透彻，应该从三个方面理解——生理的、病理的、治疗的。生理上是为什么？为什么血跟津液有如此的关系呢？《灵枢·决气》说："精、气、津、液、血、脉，余意以为一气耳。"皆是水谷精微所化生，它是一个气——水谷精气。说明血与津液是源于一个气，水谷精气所生，也就是所谓的"同源"，我们习惯讲津血同源，所以血与津液两者是可以相互影响的，这是生理的。在病理上，这段原文本来就是讲病理，失了津就可以影响血，失了血就可以影响津，这是病理。关于治疗，失血的不能发汗，失津的不能破血。为什么张仲景的麻黄汤有9条禁忌，其中"亡血家不可发汗，衄家不可发汗，淋家不可发汗"，为什么？不就是这个道理吗？

第四条，要运用。

我经常讲读中医的书、中医的理论，你没有用过，就不等于是你自己的，用过之后才能是自己的。因为只有通过运用，才能对所用理论有深入了解。我经常讲中医临床跟理论是有很大距离的，如果你没搞过临床，你天天在教室里讲课，讲错了你还不知道错在哪里，因为临床和理论是有距离的。所以张仲景在《伤寒论·少阳篇》有句话："但见一证便是，不必悉具。"我们读书就要读得入微，少阳病有那么多主证，那么多或然证，不一定各个都要出现，有时候只要有一个主证就可以了。王冰说："《内经》文简、意博、理奥、趣深。"是针对《内经》讲的，《金匮要略》《伤寒论》又何尚不是如此呢！

没有从事过临床，就不能真正认识理论。没有搞临床，没有从临床上验证，对理论不可能有很透彻的认识。所以我觉得我们学经典也好，我们学中医其他的书也好，尤其是学中医经典，必须要联系临床，在实践中得到认识，才能有所提高，才能真正掌握，甚至于才能够有所发展。

所以我说学经典有四条标准——读懂，读熟，掌握，运用。

至于背诵经典，背不等于理解，背的目的是为了理解，背的目的只有一个——应用！背而不用等于没背，是不是这样？如果背了而不用，只能在外面炫耀一下，夸夸其谈一下，是不能发挥实际作用的。

九、谈经方的价值和应用

对谈人：要提倡学习中医经典，请您谈谈经方的价值和应用。

熊继柏：好，我就讲讲经方的价值和应用。讲到经方，我们主要是讲张仲景的经方，也就是《伤寒论》的方和《金匮要略》的方，我们现在扩大一点还包括《温病条辨》吴鞠通的

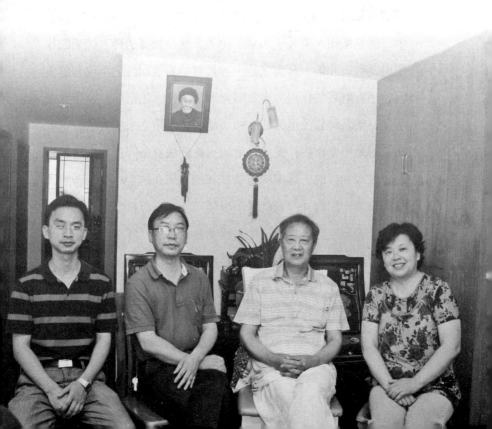

方，叶天士的方。张仲景的方从东汉到现在，将近两千年以来的医生一直在源源不断地运用它，那就是说张仲景的方治病救人有巨大的功绩，所以张仲景的经方已成了理所当然的名方，这是无可非议的。包括日本人都在研究小柴胡汤治什么，桂枝汤治什么。那我们怎么样认识经方，怎么样运用经方，就是前面我已经在好几处提到了的。

关于经方的运用，关键在于你首先掌握经方真正的作用是什么，这是最要害的东西。比如小柴胡汤，我们讲是和解少阳，它的主症是口苦、咽干、目眩、往来寒热、胸胁苦满。究竟应当怎么理解它呢？小柴胡汤我们分析一下，它的组成有人参、柴胡、黄芩、法夏、甘草、生姜、大枣七味药。这七味药其实可以分成两类：一类是人参、甘草、大枣，是一类补药；第二类是柴胡、黄芩、法夏、生姜，这是祛邪的药。柴胡的作用美其名曰和解，其实它是一种轻清的发表剂，它不仅和解少阳，还有解表的作用。人参败毒散里为什么用柴胡，是用它来解表，柴葛解肌汤里为什么用柴胡，也是用它来发表的，这就是它的另一个作用；黄芩是清胆火的，法夏是降逆止呕的，生姜是散寒和胃的，这四味药是祛邪的。那么这个小柴胡汤两大类药物的作用合并起来就是一以顾正气，一以祛邪气。祛什么邪？祛少阳之邪。你把这个东西掌握了以后，那么下一步理解小柴胡汤所使用的范围就应该是虚实夹杂、胆火上逆而外邪未解的病证。这个病证既有外邪，又有胆火，又还兼有虚，这不就三个因素吗？存在这三个因素的前提下，出现往来寒热，口苦呕逆，那毫无疑问就可以用小柴胡汤。如果没这么掌握理解，你怎么会使用小柴胡汤呢？

桂枝汤和桂枝新加汤都是治中风表证的，二者有什么区别呢？桂枝汤是纯粹治外邪中风，就是外中风邪，属于风寒证的；而桂枝新加汤就是治体虚而外中风邪的，就加了一味人参，那不就变化了吗？我们怎么样把握这个分寸呢？那就是凡是体虚中风就用桂枝新加汤，不是体虚的中风就用桂枝汤，这不就清楚了吗？

桂枝汤和麻黄汤又怎么区别呢？是外受风寒的实证，无汗恶寒的就用麻黄汤，恶风自汗的就用桂枝汤，这不也很好区别吗？

所以我们能不能正确使用经方，关键在于首先要掌握它。掌握它基本的作用，掌握它的药物组成的目的和意义，一定要把这个方剂的组成配伍搞清楚。

其实我们学方剂都应该这样学。我们现在的人学方剂往往是仅仅把方剂背下来。当然这是第一道基本功，不能背就不可能用，你背不了就不是你的东西，那只是书本上的，临证时你怎么开得出来呢？所以方剂必须背，背只是一个入门功，"一年级"的功夫。背了以后更重要的就是理解这些方剂的组成，它是几个方面组成的，组成后的整体作用是什么，它所治的主症又是什么，针对的病机是什么，这些是必须掌握的。

比如张仲景的桂枝茯苓丸，很简单的几味药——桂枝、茯苓、桃仁、赤芍、丹皮。这五味药其实分为三类，桂枝是第一类，茯苓是第二类，桃仁、赤芍、丹皮是第三类，桂枝是温阳散寒的，茯苓是化饮的，桃仁、赤芍、丹皮是祛瘀血的。三个作用组合起来针对性非常强，一个是温阳散寒的，一个是化饮邪的，一个是祛瘀血的，那么寒气、水饮、瘀血三者凝聚成为肿块，就用桂枝茯苓丸去治疗。所以它可以治子宫肌瘤，还可以治其他的肿瘤。《内经》里面讲的"肠外有寒，汁沫与血相搏，则并合凝聚不得散，而积成矣。"张仲景的这个方不就是根据《内经》理论而设的吗？

我们学经方一定要这样学，这也是一个方法问题，这也是一个下功夫的目标。只有这样，你把经方真正掌握了，就可以比较正确地使用。我不讲完全绝对准确，至少可以比较准确地使用。经方治病，只要我们辨证准确，选方对了，我认为没有不取效的，只要用准，绝对见效。

我随便举一个例子：三年前有一个病人，直接从湘雅医院抬过来的，发了病危通知。病人全身水肿，从头到脚肿得很厉害，腹部肿胀，肚脐眼肿起一寸高了，颈项下缺盆也是肿平了，嘴唇肿胀发紫，阴囊肿得象皮球。这不是危症吗？是中医讲的水肿五绝，因为他出现了唇黑、脐突、缺盆平、足心平、阴囊腐，这是中医讲的水肿的绝症。病人还出现大便溏，四肢厥冷，舌淡苔滑，脉沉细。这是一个典型的阳虚寒证。我给他开了一个大剂量的真武汤，结果吃十付药肿就消了一大半；第二次继续再用真武汤十付药，基本上就完全好了；后期治疗是温补脾胃，用六君子汤加干姜。后期治疗可能谁都可以想到，关键就是病危的时候用真武汤。这个真武汤能有如此奇妙的效果，说明了古人经方的作用和价值，但关键在于我们能不能正确使用。如果不能正确使用，病人是一个湿热肿证，你也开个真武汤，那不就治反了？

有些人居然说古方没有什么重复作用，其实不是方没有什么重复作用，是他自己太呆板了，不会用，关键在于是否会用。

我前面讲过小陷胸汤的应用以及麻杏石甘汤的应用，这些都是经方，对经方的应用我深有体会。但是我们现在有一个说法，就是在治疗方面分经方派和时方派，那么我是哪一派呢？可以说我哪一派都不是，也可以说我哪一派都是。为什么哪一派都不是呢？因为对于经方我非常熟，经方我经常用，但时方我也经常用，而且经方和时方我经常合在一起用。患者既有经方所治的主症，又有时方所治的主症，那我为什么不能一起用呢？

至于经方和时方一起用，在我临证中随时都可以看到。我举个例子，《金匮要略》讲："妇人有漏下者，有半产后因续下血都不绝者，有妊娠下血者，假令妊娠腹中痛，为胞阻，胶艾汤主之。"张仲景的胶艾汤就是治疗漏下的，不论是产后漏下，半产后漏下，妊娠漏下，凡是损伤冲任的漏下，都可用胶艾汤主治。假如病人兼有黄色带下，这是我们常见的，也就是妇科炎症，有些病人不仅漏下，而且兼有黄色带下。而张仲景的胶艾汤可以治疗漏下，但不可以治黄带，那我再把傅青主的易黄汤拿过来合用，这不就可以了吗？用胶艾汤加易黄汤，病人服药以后不仅不漏下了，黄带也没有了。

又比如用小柴胡汤。春天的感冒，如果是风热感冒，要用银翘散，没错！但是有时候会有往来寒热的症状，春天是肝胆相应，是胆气升发的时候，正好是用小柴胡汤的时候。所以我在春天的时候治疗风热感冒，一般是小柴胡汤合银翘散。这不就是张仲景的方和吴鞠通的方合到一起了吗？这是一个典型的例子。

在我的临床当中，经方和时方是一定会联系的。我绝对不会说经方老方就"靠一边去"，或者是时方新方又"坐一边去"，我是老方和新方结合在一起用，是根据病人的证需要什么方就用什么方。我用方只有一个标准，就是因证选方，是什么证就要选什么方。李中梓有句话叫"用药如用兵"，用药跟用兵一样，这个没错！我要给出一个下联，就是"用方如用人"。为什么说"用方如用人"呢？我们要选用一个汤方，不论是古人的经方也好，后人的时方也好，你必须要对它了解。要了解到什么程度呢？要知根知底，了解它的主要功能，了解它的特点所在，你才能够使用。就好比我对某个人很熟悉，他有什么特点，他有什么能耐，他有什么长处和短处，我知道得清清楚楚了，我就可以让他去做适合他做的事情。如果你派个不能干这个事情的人去，那肯定干不了。如果能有上千个方在心中放着，对每一个方的作用又都非常清楚，用的时候就会得心应手，这就叫"用方如用人"。

十、谈读中医经典、重临证实践

（2007 年在湖南省中医药研究院讲座录音整理）

朋友们大家好！我今天一来就碰到很多的老朋友，七七届如今挑大梁的来了很多人，我们难得见一面啊！我是 1979 年进中医学院教书，今年是 2007 年，我们相隔应该是 28 年，我都老了，头发已经白完了，说话也没有原来那么利索了。我今天来，美其名曰讲座，倒不如说来跟大家见见面，是很高兴的一件事。

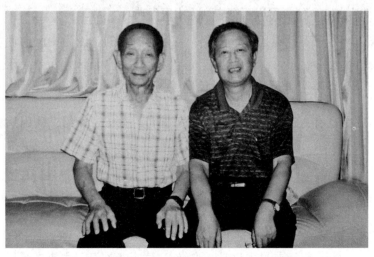

世界著名水稻专家袁隆平院士与熊继柏教授合影（2007年7月9日）

我今天讲的题目是"读中医经典，重临证实践"。这个题目既可以分而言之，也可以合而言之。分而言之，我们学中医，第一要熟读中医经典，第二要重视临床实践。为什么要熟读中医经典呢？中医经典是中医学理论的基础，理论基础是我们中医学的基座，就好比建高楼大厦，这个基座建得牢不牢固，就标志着楼房能不能建高，座如果建得不牢固，这座楼房最多建到三层四层，不能建成高楼大厦。我们中医学就是如此，你基础很牢固、很扎实，你的水平肯定会越来越高。我们要想当名医，如果不读中医经典，那恐怕是办不到的。

我们过去讲中医经典，习惯地讲第一部是《黄帝内经》，第二部是《难经》，第三部是《伤寒杂病论》，第四部是《神农本草经》，这是习惯上讲的四大经典。可是《神农本草经》是讲中药的，是药物学的起源、基础，我们作为临床中医来讲，《神农本草经》可以不把它列为中医经典。

第一个经典《黄帝内经》是无可非议的。因为中医的理论体系来源于《黄帝内经》。在《黄帝内经》里面构成了中医学完整的、系统的理论体系，我们可以把它归纳为十大学说，现在也有人讲九大学说——阴阳五行、藏象、经络、病因病机、诊法、病证、治疗、养生、运气，其实还有一大学说，就是针刺学说，所以这样归纳起来还是十大学说，这个十大学说的形成是从《黄帝内经》开始的。毫无疑问，《黄帝内经》是我们中医学的第一部经典。

第二部经典过去讲是《难经》。这个《难经》主要是解释

《内经》的，而且《难经》解释《内经》主要是讲两个方面，一个是脉学，一个是经络，它并没有全面地解释《内经》。所以作为中医来讲，实际上并没有把《难经》作为经典。

因此第二部和第三部经典应该是张仲景《伤寒杂病论》的两部书，一部是《伤寒论》，一部是《金匮要略》。《伤寒论》表面上是讲外感热病，实际上它提出了对于外感病的病机、辨证的认识和论治的法则，而且它把《内经》理论贯穿到临床中，付诸实践，有了大量的方药，一证一方，这就是"辨证论治，因证遣方"，提出了这样的法则；而《金匮要略》恰恰是我们最早的内科学，对于内科杂病提出了比较系统也比较完整的辨证论治的法则。这两部书既是我们的理论基础，也是我们指导临床的最早的教科书。

还有一类书，它的重要性我们应该肯定，因为它对我们临床特别有指导价值，这就是温病学的书。它包括很多本书，其中最主要的应该是吴鞠通的《温病条辨》、叶天士的《温热论》。叶天士提出了系统的"卫气营血"辨治法则，吴鞠通提出了系统的"三焦辨证论治"法则，更重要的是列出了大量的方、证。它对于我们临床治疗急性病、急性热病，特别是治疗传染病，有着直接的指导作用，实用价值特别高。因此，作为中医来讲，我个人认为《温病条辨》《温热论》应该上升为中医的经典之作。

所以我讲的读中医经典，是指的这四部书——《黄帝内经》《伤寒论》《金匮要略》《温病条辨》，主要的四部书，这是一定要读熟的。如果你能读熟四部经典，理论基础就相当牢固了。当然，我们不可能把四部经典都通背，至少我是办不到。《伤寒论》我背过，《金匮要略》我在很小的时候背过，但现在你让我背，我也不能全部背下来，不过你提到哪我可能不生疏。《温病条辨》我也背过，现在你要我背，我也背不了。那《黄帝内经》就更不用说了，那么复杂，背不了的，但是重点的东西要熟。所以我说要熟读中医经典，其目的就在于打好我们扎实的理论功底。这是我讲分而论之，一要读中医经典。

二要重视中医临床实践。为什么我们一定要注重临床实践？我们现在的同志绝大多数都是注重科研，不是注重临床实践。这有没有问题啊？我最近发表了一个观点，就是"中医的生命力在于临床。"为什么我讲这个话？我本人从事中医工作是从1956年开始的，1956年到今年2007年应该是52年了。我当医生是从1958年开始的，从事临床应该是整整50年了。我有一个基本的体会，就是中医的生命力在于临床，中医如果不会搞临床，谁认识你这个中医呀！

为什么我们湖南省出了一个"张功耀事件"，张功耀他不了解中医啊！但是我们自己要反思一下，我们中医自身有没有问题呢？有问题啊！突出的问题就是忽视临床，搞虚的，不搞实的，临床搞西化，不能发挥中医的特点，没有发扬中医的长处，恐怕这是我们当前的通病啊！如果中医临床上没有绝招，没有过硬的本领，老百姓怎么相信你啊？西医怎么相信你啊？如果中医没有过硬的本领，你光走出国门，讲几句外国话，最终人家还是不相信你，因为你解决不了问题。

我去年出过一次国，原来没有宣传，因为是要保密的。阿尔及利亚的总统得了病，在法国没治好，开了一刀。没治好回国以后，他的国家的反对派就开始造谣，说这总统不行了，得了癌症了，治不好了。再后面是什么呢？从政治的角度讲，这个后面不言而喻就是说他的总统不能当了。可是这个总统是通过民主选举，高票当选上任的，而且上台以后他们国家的建设真是搞得红红火火、有声有色，大部分的国民非常拥护他当总统，但现在又确实病了不能动了。我们国家一位领导和他关系特别好，去看他，对他说："你这个病治不好，我在中国给你请一个人来，可能治得好。"这个领导回来以后就跟我打招呼，我开始没同意。我为什么当时没有同意呢？人家是一国的总统，而且是得了在法国没治好的病，那我跑去治好了还差不多，我如果治不好呢？我哪有那个把握？要治不好就不仅仅是我熊某人的问题，也不仅仅是湖南中医药大学的问题，也不仅仅是湖南省的问题，那是我们国家的问题。因此我说我不能去。我当然还讲了一些开玩笑的话，我说我不懂外语，要是把我丢了，我找都找不回来，我找谁去？再说我看了也是白看，那儿没有中药，那不白搞了。

　　一个月以后北京来人又找我了，于是我还是去了。这个阿尔及利亚的总统跟我们国家有特殊的关系，1971年我们国家加入联合国的时候得益于"两阿提案"，这个"两阿"其中"一阿"就是阿尔及利亚，这个总统当时就是他们国家的外交大臣，所以他跟我们国家的关系特别亲密。

　　我去给总统看病之后，首先确定他的病不是癌症，让他

谈谈中医经典、重临证实践

放心，然后给他用中药治疗。一个月后病情大有好转，三个月后基本痊愈。这个总统的病总算被我给治好了，没有白去。后来我们国家召开中非首脑会议的时候，阿尔及利亚的总统来参加会议了。

这个问题解决了，我也放心了，总算没有给我们的国家抹黑，算是为国争了一次光，为我们中医争了一次光。现在回过头来想，如果我是一个纯粹搞理论的，我去跟那个总统讲上三天三晚的理论，大家想一想解不解决问题啊？他相不相信你啊？不会相信的。你再跟他夸夸其谈，他也不会相信你。如果我确实临床本事平平，看了跟没看一样的，怎么样？他会相信你吗？不会相信的。只有给他把问题解决了，在他的心目中才确实相信中国的中医了。我相信他不一定记得我是谁，虽然和我拍了很多的合影，但他只知道是一位给他治好了病的中国的中医。所以我说我们现在要出国，要让老百姓相信你，要让西医相信你，只有一条——临床过得硬。你在临床上有硬本事，你能解决问题，西医治不好的病你给他帮得上忙，他服不服你啊？服你。老百姓有病痛治不好的，特别是在大医院里解决不了的，你能给他解决，他就相信中医了。你给外国人看病看好了，他就相信中医了。

近几年我给外国人看病看得比较多，我发现外国人的病还蛮好治，他从来没吃过中药，但效果快得很。所以只有一条，只有靠临床的本事才能提高我们中医自身的威望。因此我提出"中医的生命力在于临床"，而不是脱离临床去搞科研。科研要不要搞？要搞，要搞真的，不要搞假的。临床上确实有实际疗效的，你就拿出来搞，不要搞那些虚的。从来一天都没搞过临床，居然出来什么秘方、验方，美其名曰是祖传的。有人说自己的祖宗八代都是当医生的，谁去调查呀？就算祖宗八代都当医生，也不代表你就是名医呀。未必祖宗是名医，后人就一定是名医，张仲景的后人是不是名医啊？李时珍的后人是不是名医啊？张景岳的后人是不是名医啊？叶天士、吴鞠通哪一个的后人是名医啊？没听说过。所以我们不能有这样的观念——爷爷是名医，孙子就一定是名医，没有这个道理。祖宗是当医生的，你就有验方秘方，我看不是。本来祖宗八代就没当医生的，哪还有什么验方秘方，无非是闭门造车、随心所欲，只能欺骗自己，这叫自欺欺人。所以我讲我们的科研要打假，榨水分。我说话是不好听的，大家不要有反感，我不过是说几句真话而已。

所以中医要搞实打实的东西，要搞临床。如果不搞临床，类似张功耀的事件会更多，我们的威望会日益下降。因此我说：一要熟读中医经典，二要注重临床实践。这就是我今天所讲题目的意义所在。

合而言之——读中医经典要注重于临床实践。我们读中医经典的目的，不在于去搞表面功夫，不在于去夸夸其谈，不在于去做几场报告、去写几篇文章，而是在于指导临床、搞好临床。读经典的最终目的只有一个，就是当一个好的医生。所以要注重落实于临床实践。

读中医经典有五条标准，也可以讲是五条要求，我就按照这五条要求讲：

第一：读中医经典，要读懂。

这个读懂包括两个方面：一个读懂是文辞要弄懂，也就是它的文理要弄懂，这是一个"懂"。因为中医经典文辞古奥，包括吴鞠通的《温病条辨》在内。《温病条辨》很深奥，前面《原病篇》全是《内经》的话，也不是那么简单的。王冰曾经有过一个这样的描述叫作"文简意博，理奥趣深"，这个"文简意博，理奥趣深"是针对于《内经》讲的，其实《伤寒论》《金匮要略》《温病条辨》又何尝不是如此呀？

清代有一位医家名叫姚止庵，曾经讲过一句话，他说读《内经》"读之不能解，解之不能明"，意思是读了以后不能解释，解释也解释不明白，这就说明读《内经》是很难的。

在我刚进湖南中医学院的时候，连续召开了多次77级同学座谈会，因为当时要让我来教《内经》，我首先做调查。77届的同学代表开座谈会，就是谈对《内经》课的印象是什么。整个77届得出的结论是四个字，大家没想到，对于《内经》课的反映是四个字：第一"不懂"，第二"没用"。他们说我们对《内经》课就是两个印象：一个不懂，二个无用。你看看，《内经》课搞成这个样子你说怎么办？这说明什么？说明它难读、难懂，学生难读，老师当然就难讲，所以这个《内经》课是最不好学的。那《伤寒论》《金匮要略》呢？稍微浅显点，其实也挺深奥的。

所以我们面临的第一个问题是：读中医经典一定要读懂。一个是文辞要读懂，二个是意义要读懂。对一条经文，或一段经文，是什么意义要读懂。我这里随便举几条例子：比如说

《金匮要略》的"见肝之病，知肝传脾，当先实脾。"这个大家都熟。这个话从哪儿来呢？这个话是从《难经》来的，《难经》说："见肝之病，则知肝当传之于脾，故先实其脾气，无令得受肝之邪。"《难经》又是从哪得来的？从《内经》来的，《素问·玉机真脏论》说："五脏相通，移皆有次。五脏有病，则各传其所胜。"五脏之间的传变是传其所克之脏。这是一般的规律：肝属木，脾属土，木病就可以传土，于是乎就举出这样一个例子——肝病会传脾。这就是意义，我们要弄懂。弄懂那个意义之后，我们还要思考，肝病为什么要传脾，为什么要先实脾？而且仅此还不够，是不是肝病就一定传脾呢？脾病一定要传肾呢？肾病就一定要传心呢？心病一定要传肺呢？肺病一定要传肝呢？是不是一成不变的？不是。所以我们读经典的时候一定要把意思弄明白。《素问·玉机真脏论》讲过"五脏受气于其所生"，五脏接受病气于己之所生之脏，所生者子也，这就叫母病传子，比如肝病传心，这就是一个不同的传吧，这就不是传其所克之脏吧。"传之于其所胜"，这就是传其所克之脏，比如肝病传脾。"气舍于其所生"，某脏的病气还可以留给它的母脏，比如木之母是水，肝木之病又可以传给肾水。母病传子，子病传母，子母可以相传。"死于其所不胜"，死于谁呢？死于克我之脏，肝病传到肺了以后，对于肝病就有严重的影响。

看看这些，这就复杂化了吧。所以我们读《内经》一定要把它的意义弄明白。读懂经典要弄懂两个方面，一个是文辞要弄懂，二个是意义要弄懂。由于时间关系，我不重点在这举例了。

谈谈中医经典、重临证实践

231

第二条就是要读熟。

熟到什么程度？大家知道，学中医是要有点背功的，背书的功夫那是要的。我们并不提倡中医经典要通背，你也背不了。但是有两个东西一定要背的：一个是重要的基本理论的原文那是必须背的，你不背就不知道它的基本理论，这是一定要背的；第二个就是我们《伤寒论》《金匮要略》《温病条辨》乃至于《温热论》，大量的证和方是必须背的。《伤寒论》113方我们不讲全都常用，它实际上只有112方，至少有一大半它是实用的，我们如果要讲打折扣就打八折；那《温病条辨》就不能打八折了，至少只能是九折。

我们读《伤寒论》《金匮要略》的时候要以方测证，这个主证和主方，你是绝对要搞清楚的，你不搞清楚你将来怎么用？麻黄汤，桂枝汤，小青龙汤，五个泻心汤，大、小陷胸汤，小柴胡、大柴胡，乌梅丸、吴茱萸汤、四逆汤，什么情况下使用，要知道吧！怎么知道它在什么情况下使用呢？必须把它的药物背清楚，这首先是背功。"口苦咽干目眩，往来寒热，胸胁苦满，默默不欲饮食，心烦喜呕。"这是小柴胡汤的主证；它还有或然证，"或胸中烦而不呕，或渴，或腹中痛，或胁下痞硬、或心下悸、小便不利，或不渴、身有微热，或咳者。"你不背原文，就不知道用。现在有些人说中医的汤方是没有重复作用的，那是你不会用啊。张仲景的小柴胡汤到现在一千多年了，《内经》的半夏秫米汤到现在两千多年了，照样有作用。如果你不会用，那什么方都没有重复作用；如果你会用，古方几千年以来一直有着可靠的重复作用，关键在于我们能否准确运用。怎么才能准确运用呢？只有首先把原文背熟，没有这个功夫是不行的。

　　我近年带的学生不少，现在越来越多，大家都在想："熊老师看那么多的病人，那么能看病，一定是有很多的秘方、绝招。"他们说我有绝招，说要跟我抄方，抄我的秘方。固然有秘方不错，确实有秘方，但我的秘方都是古人的，只是古人的方我这用得多了，少则用成百上千次，多则用成千上万次，于是乎我对古人的这些方开始有所认识，有点新的变化，也可以说有点发展。但是我从来不会说是熊氏方，因为都是古人的，来自《伤寒论》的，来自《金匮要略》的，来自《温病条辨》的，来自张景岳的，来自陈修园的，来自《医宗金鉴》的，我用的都是他们的原方，只是在我这儿略有变化而已。这个方你抄去吧，绝对是秘方，不错。但是你能不能用呢？不一定能用。因为我是辨证使用的，使用的前提一定是辨证，一定是因证选方。没有准确的辨证，这个方子就不可能准确地应用。这个辨证处方的法则从何而来？就是从中医的基本理论而来的。所以，我经常讲："作为一个临床医生，你的脑袋里至少要装 500 个汤方。"其中就有人提出来："熊老师，那 500 个方怎么背的，不会背死人了？"有一个博士生这样讲。当时我就生气了，我说："中国历史上死了多少个人啊？没有哪本书上有记载，有人背书背死了。"我用这个话对付他。我们学中医恐怕光背 500 个方子还不行啊！这只是个最基本的要求，中医的经典很多东西都是要背的，我们诊断学很多的要点是要背的，岂止背一个方剂啊？内科学、妇科学、儿科学很多的原则性的东西也是要背的，每一个病的主症特点是要背的，岂止500个方啊？这只是最基本的要求而已。所以读中医经典第一要读懂，第二就是要读熟。

第三要掌握。

读懂、读熟为了一个目的，就是掌握它的理论原则，掌握它的学术思想。我们学习经典的目的就是掌握它的理论，用它的理论去指导临床。你光背，但没有掌握，没有理解，没有领会，没有掌握它的理论原则，那背了也等于白背，那就是读死书了。凡是经典里面的重要理论法则，我们都是必须掌握的，因为它直接指导临床。比如《金匮要略》讲："病人脉浮

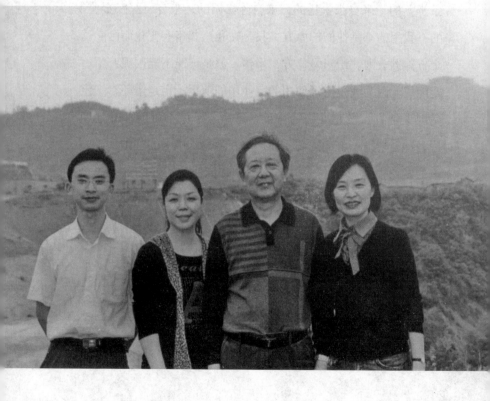

者在前，其病在表；浮者在后，其病在里。"看起来这话是很简单的，也好背，但是你背下来如果没掌握，不一定能够运用。"浮者在前"，寸脉浮主表，《脉诀》里面也是这么讲的，因为寸脉属阳，故寸浮主表。那么尺脉浮呢？尺脉属阴，为肾所主，尺脉浮就不是表证了，特别是尺脉浮大而芤，这是肾气极衰。《金匮要略》原文讲："腰痛背强，不能行，必短气而极也"。用西医的话讲就是肾衰，肾气虚衰，肾气将脱。像这样的原文你如果不明白，就是仅仅理解"尺脉浮，其病在里"的字面，这样的含义没搞清楚就不行。所以对于中医经典的理论原文我们不仅要背，不仅要读懂，更重要的是掌握它的理论法则。

第四要融会贯通。

融会贯通是要有前提的，前提就是前面两点，第一是读懂，第二是读熟。在这两点基础之上，才有可能融会贯通。这个融会贯通是极不容易的，只有在相当熟练的情况下才能做到。但是，融会贯通又是一个方法，是我们读书的一个方法。在没有融会贯通的时候，没有达到这个程度的时候，要努力学会融会贯通。比如，我们读《伤寒论》要和《金匮要略》联系起来，因为它是一个人的著作。我们读《伤寒论》要和《温病学》联系起来，因为它们都是治疗外感病的。读《伤寒论》《金匮要略》要和《内经》联系起来，为什么？因为它们是源于《内经》，这就叫融会贯通。

读了理论，还要跟实践联系起来，这也叫融会贯通。比如，我随便举一个例子，在《内经》里面我随便举条原文，

《素问·至真要大论》里面有一条原文:"诸痉项强,皆属于湿。""痉",就是痉病,"项强"就是颈项强直,就是指痉病出现颈项强直是与湿相关的,这是《内经》里面的原文内容。联系一下,张仲景在《金匮要略》《伤寒论》里面讲了很多的痉病,它所描述的痉病是头动摇、背反张、口噤,这讲的是抽筋;可是《伤寒论》和《金匮要略》里面讲的痉病是一些什么痉病呢?中风出现的痉病,有刚痉和柔痉,都是风邪所伤;"新产妇人有三病,痉病、郁冒、大便难。"第一个就是痉病,它是产后失血、伤津,然后受到风邪所致;还有一个阳明腑实的痉病,用大承气汤主之;还有一个发汗过多引起的痉病。但是它就是没有讲属湿的痉病。《内经》偏偏讲的是"诸痉项强,皆属于湿。"而张仲景讲了这么多痉病,却没有一个属湿的。于是乎,吴鞠通作为中医大家,他便讲了一句话:"似湿之一字,不能包括诸痉,似风之一字,才能包得诸痉。"他讲得很婉转,他说好像《内经》里面讲的湿不能包括诸痉,好像只有风字才能包括诸痉。为什么只有风字才能包括痉病,因为"风胜则动",张仲景讲那么多的痉病都是属风,所以吴鞠通就讲了这么一句话。而且《温病学》里面就确实记载了痉病,如春温发痉,暑温发痉,都是属于风,有实风,有虚风,更重要的是水不涵木的虚风,热甚动风也是肝风的一种,它也是风。所以,吴鞠通认为这个"湿"字要改一下,他只是没有这么直截了当地讲。其实,他要讲的是这个"湿"要改一下,改成"风"最好。这就是说,后世医家对这个"湿"字有争议,有怀疑,认为是前人搞错了。是不是错了呢？我们如果读《内经》的话，就要有主见，不能人云亦云，做学问一定是要严谨的，而且要有理有据，不能说谁的名气大我就听谁的，他讲错了也跟着他讲，那不行的，特别是学问上不能随便讲。第一，《内经》不是讲所有的痉病都属于湿。"诸痉项强，皆属于湿"，它是讲许多痉病都与湿相关，而不是讲许多痉病全属于湿。这是它的本意所在，这是第一。第二，有没有属于湿的呢？"因于湿，首如裹"，这句话出于《素问·生气通天论》，"湿热不攘，大筋緛短，小筋弛长，緛短为拘，弛长为痿。"拘是什么？拘是抽筋、痉挛，怎么导致痉挛呢？"湿热不攘"，是湿热导致的痉挛。这不就很清楚了吗？湿热可发痉，这就说明《内经》的理论里面有湿热导致痉病。我们再看看后世，薛生白的《湿热篇》讲了两条，一条是"湿热证，发痉。"直接讲湿热发痉；还有一条，"湿热证，三四日即口噤。四肢牵引拘急，甚则角弓反张，此湿热侵入经络脉隧中。"这不就是讲的痉病吗？三个特点，三个主要症状全讲清楚了，四肢牵引拘急，甚则角弓反张、口噤，这是湿热侵入了经络、脉络所致的痉病。这就从临床角度证实了"诸痉项强，皆属于湿"。理论上有依据，临床上薛生白有明白的条文，"诸痉项强，皆属于湿"就得到解释了。这是什么功夫呢？这就是融会贯通的功夫。所以，融会贯通一定有一个前提，就是深度和广度，我们读书要讲究深度和广度。

再比如，张仲景的《伤寒论》讲："小结胸病，正在心下，按之则痛，脉浮滑者，小陷胸汤主之。"小陷胸汤包括黄连、半夏、瓜蒌这三味药。后世对它的解释是痰热结聚于胸膈之证。温病学家认为舌苔不黄腻黄滑者，小陷胸汤不可用。为什么呢？痰热结聚，第一个是有热，第二个是有痰，一定要有这两个，没有这两个就不可以用小陷胸汤，因为小陷胸汤是解决痰热结聚于胸膈的。吴鞠通认为，胸痛呕水者，胸痛有饮，饮后呕水者，小陷胸加枳实汤主之。脉象和舌苔与张仲景讲的是一样，他加了一个呕水、胸痛，后世解释这不叫痰热结胸，而叫水热结胸。其实水热结胸是后世讲的，这就是痰热结胸再加上痞闷过度，用小陷胸汤加枳实。为什么加枳实呢？辛开苦降，它是用降的作用治痞闷、降逆气，这不就进化了。一个小陷胸汤，一个小陷胸汤加枳实，两者一比较，什么情况下用小陷胸汤，什么情况下用小陷胸汤加枳实，这不就清楚了吗？《通俗伤寒论》把小陷胸汤搬过来，如果有胸中痛、胸中痞闷、舌苔黄腻、口苦、脉浮滑等主症，再加一个寒热往来（小柴胡汤的主症有寒热往来，胸中痞闷，默默不欲饮食，口苦），也就是小陷胸汤证再加一个寒热往来，就用柴胡陷胸汤。

我们总结一下，张仲景的小陷胸汤是发源，到吴鞠通发展到小陷胸加枳实，到《通俗伤寒论》又出现柴胡陷胸汤。这些都是名方，我们应该想想这三个方有什么区别，如果这三个方都掌握了，那就知道该怎么用，这就是融会贯通。

又比如张仲景《金匮要略》讲肾气丸，他讲了五证："虚劳腰痛，少腹拘急，小便不利者，八味肾气丸主之。""脚气上入，少腹不仁，肾气丸主之。""短气有微饮……苓桂术甘汤主之，肾气丸亦主之。"还有一个"妇人……转胞不得溺……肾气丸主之。"还有"男子消渴，小便反多，以饮一斗，小便一斗，肾气丸主之。"虚劳腰痛，脚气上入，男子消渴，短气微饮，还加上妇人转胞，这根本就不是一个病啊？他为什么都用肾气丸？把这五个肾气丸证归结起来，尽管它们的病症表现不一样，但病机都是一个——肾阳虚衰，气化不利。你把这个抓住，肾气丸就"抓在手上"了。肾气丸就是专门治肾气虚衰、气化不利的，不管出现什么症状，皆可以用肾气丸主之。这不就是融会贯通吗？

我曾经跟方剂学的袁振仪教授讨论过方剂教学问题。她问我教方剂要怎么讲才能提高教学质量？学方剂要怎么走捷径？我说教方剂要善用类比法，这类比法就是演化法，说得好听一点就是融会贯通。我就举一个例子：张仲景有大承气、小承气、调胃承气、桃核承气汤，吴鞠通有增液承气、宣白承气、导赤承气、牛黄承气、新加黄龙和桃仁承气汤，都是一个承气汤演化出来的。我们要进行类比，思考什么时候用宣白承气汤，什么时候用导赤承气汤，什么时候用牛黄承气汤，什么时候用增液承气汤，什么时候用新加黄龙汤，什么时候用桃仁承气汤。桃仁承气汤和桃核承气汤又不是一回事。这几个承气汤，张仲景的也好，吴鞠通的也好，你把它搬到一起，就如同花生米，葵花子，南瓜子，西瓜子，把它们搬到一起，对比一下区别在哪儿，这不就很容易辨认出来了吗？这就是类比啊！若没有这样的功夫，就不可能学得好方剂。

我当时还举了一个例子，我说思考一下李东垣的补中益气汤系列有多少方。有补中益气汤、调中益气汤、顺气和中汤、益气聪明汤、清暑益气汤，李东垣自己还有升阳益胃汤、麦味益气汤，张景岳还有举元煎，这都是一个类型的方。这一个类型的方要如何才能掌握？将来要如何运用？比较一下这些方，看看补中益气汤治什么病，调中益气汤治什么病，顺气和中汤治什么病，益气聪明汤治什么病，清暑益气汤治什么病，这不就清楚了。这就是类比，也就是要融会贯通。

我们运用古人的东西并不能生搬硬套。有人说中医用什么方剂，方剂不就是死的吗？大错特错！方剂到我们手中绝不是死用，一定是活用。

我再举个例子，吴鞠通的大定风珠是治什么的？是治疗虚风内动，它是治热邪久羁、吸灼真阴而脉虚神倦、时时瘈疭，并且时时欲脱，一个大虚证，这个时候用大定风珠治疗。因此大定风珠就是治疗津液亏虚、真阴不足而出现的虚风内动，水不涵木引起的身体抽搐，吴鞠通用此方是治疗温病阴虚动风的。我就想，如果是别的原因出现的津液亏虚，真阴不足，虚风内动，可不可以用呢？也可以，因为他并没有讲一定是大热伤阴，大定风珠针对的病机不是热盛，而是真阴不足，虚风内动，想到这个道理之后，我就用大定风珠治愈过一个非常特殊的病。

这是一件传奇的事情。"文化大革命"期间，我天天在农村出诊。一天中午，到了一个公社的杨家村，那村党支部书记拦着我，他说："我村里一个女人死了，早上死的，现在还没有冷呢。"我一看快中午了，走到病人家中，屋里许多亲人就在那里哭，并且看到木匠在那里急急忙忙赶制棺材，就这么一个局面。我一看病人，昏迷不醒，躺在那里，手足僵硬，状如死人一般。我一摸她手的温度却和正常人是一样的。我说："什么时候昏死的？"他们说："早上死的。"我说："她怎么死的？"他们回答："抽风死的。"她手指是硬的，扳都扳不开，但是皮肤是热的。我说："你请过医生吗？"他们说："医院的医生都已经来两次了，都说人已经死了。"我一摸脉，没有脉。我说："给我拿个镜子来。"他们家就拿出一面小镜子来。我拿到她鼻孔那里，大概就放了几十秒，再把镜子拿上来一看有热气。我想应该人还没有死，但是我没有摸到脉呀？农村不比城市，城市的人可以把衣服解开摸她的心跳，但那个时候农村不行。于是我就摸她的跌阳脉，一摸居然有脉。我说："没死啊！"大家一听就哄起来了。我把她妈喊过来，我说："你女儿结婚了吗？"她说："结婚了。"我又问："你女儿抽风吗？"她说："抽了一个月了，天天抽，天天抽，结果就抽死了。"我说："她怀孕了吗？"她说："不清楚，好像很久没来月经了。"我说："病人呕不呕？"她妈说："又呕又抽筋。"这不就是一个子痫吗？一个痉病就把她抽昏厥了，实际上是个假死。

我赶紧叫人捣生姜汁，烧竹沥汁，并且用针扎人中、合谷，然后撬开牙齿就灌姜汁和竹沥汁，接着就开中药方。我一看舌质，舌红无苔，典型的阴虚证，开什么方呢？就是大定风珠。

大概是十到十五分钟，病人就开始哼了，就哼了一下。这一哼意味着什么呀？意味着人没有死。后来就用这个大定风珠，十剂药把这个病治好了，最后小孩生下来了。这不是一个奇迹吗？这就是大定风珠的灵活运用。

后来我用大定风珠治疗了很多例子痫。1970年又有一个姓吴的患子痫，她除了抽风以外就是两只眼睛突然视物不清，看不见了，当地医院就让她引产。因为她是农村的，不愿意引产，我又是用大定风珠给她治好了。这就是大定风珠的灵活运用。

这个功夫在哪里呀？这个功夫就在于融会贯通，理论运用到实践中是必须要融会贯通的，否则你就不能对号入座，就是我说的方证要合拍，方证不能合拍就肯定治不好病。这是一个典型的例子。

第五，重点是运用。

中医经典的理论是用以指导临床实践的。应当明确，中医的理论付诸实践必须有一个过程，二者有一段距离。书读得好不等于就一定会看病，我们在中医大学读了五年，再读三年硕士，再读三年博士，读了十一年书，这个书应该读得差不多了，你出门看看会不会看病呢？不一定会看病的。为什么呢？因为理论和实践它是有距离的，只有通过一段实践之后，才会初步认识到这一点，理论和实践有区别的。通过长期的实践，才会初步地学会运用理论去指导实践。只要一走上正轨，你的实践水平就会明显地提高。所以我们要养成这种习惯，要善于运用理论指导临床，要学会运用理论去指导临床，这样在临床上就可能达到得心应手的水平和程度。当然，医生治病不是百分之百都可以治好的，我们的《内经》里面提过要求，

《灵枢·邪气脏腑病形》讲"上工十全九，中工十全七，下工十全六。"仔细琢磨一下古人的这个标准，其实这个标准挺高的，我感觉上工十全九的要求很高了，我经常讲能够十全八就很不错了！我定的目标是看病一定要争取达到十全八，这就很不错了。我今天看一百个，有八十个应该很见效的；我一次门诊看六十个，应该有四五十个是很见效的，我看这样的要求应该是挺高的，不动脑筋那是不行的，随便应付是绝对达不到的。

下面我就举一些例子，说明我们怎么运用中医经典的理论去指导临床。我在临床经常碰到一些棘手的病症，列举其中几个病例，通过这几个病例看一看怎么运用中医经典理论去指导临床、指导实践、指导治疗。

第一个例子是奔豚案。这个病人不是现在治的，是早年我在农村当医生的时候治的。这个病人当时40岁，女的，农村妇女。她在房子里面，一个小黑屋里面，自己关了四年。为什么要关到这个房子里面呢？她有三个症状：第一个症状是心里害怕，特别害怕，但是确实不是精神病；第二个症状是见不得光，为什么见不得光呢？她说自己只要一见到光线，眼睛就要裂开了，就要胀出来，她形容说一见光眼睛就要爆炸；第三个症状就是人不能动，她说不动的时候感觉有水整天就冲击她的心脏，如果一动，心脏就受不了，感觉快要从口中蹦出来了，就好比水枪打了一样，又像是大水撞石头一样地撞心脏。

她自己描述就这三个症状，所以她就躲在那个黑屋子里面，四年多没有出房门。那个房子是农村的土房子，窗户本来就很小，她用破棉絮把窗户都给堵死了。门是农村的木门，还有缝隙，她就用报纸塞紧了。好在土房子是通风的，关不死。

这样一个病人却思维清楚，语音洪亮，饮食正常，大小便正常，全部是一个正常人，但就这么三个症状，不能出房门。周围的老百姓都知道，说她是鬼招的，为什么？不能开房门啊，和鬼住在一起了。她老公对她还是不错，也是老实农民啊，但后来也没办法了。她解手在房子里，吃饭在房子里，她又不能动，恐怕从来也没洗澡，也没梳头，那衣服换没换恐怕也很难说，那时农村穷啊，也没有几套衣服。

那时我的师傅已经有九十岁了，农村没有公路，又没有车子，只好用轿子把他老人家抬去看过三次。其他当地的医生也找了几十人了，包括西医在内，每个医生的结论都认为是怪病一个，每个老百姓口中讲出来的话都认为是鬼捉她了，就这样一个结论。

那时我在农村当医生要巡逻，每天都到处去跑。听说我来了，她在房子里就叫："快点把熊医生喊来给我看病。"我到她房子里面一看，她丈夫点个灯放在我背后，我问为什么，他说病人看不得光，所以一定要躲开光。我说没有光我看不见人，没办法看病，她说："我告诉你我就这么几个病，我看不得光，一看眼睛就要炸，我动不得，一动水就要撞心脏，我很害怕，所以屋门要关得死死的，就这么三个病，再没什么不好了。"我说："不行，你要出来，我要把你抬出房门。"她说："那不行，一出这个屋门我就会死。"我说："不可能，怎么会死？"她说："我死了就会找你。"于是责任就推到我身上来了，说死了就找我。我说："死了就找我，我就负责。"我想她不可能死，我一定要让她出来。为什么让她出来呢？因为我要望面色，要望舌色，要望神态，望诊是绝对不能少的。我现在在屋子里只能看脉，而且是摸黑看脉。

其实还有一个更重要的原因。大家没在农村当过医生，孙思邈讲过一句话，意思是当医生要不怕脏。但病人的床边就是屎桶、尿桶，屎尿都在那，你想一下，她四年里面洗过澡没有，换过衣没有，梳过头没有？那一股秽气，你再受得了都难受啊，那样会影响我的思维，影响我看脉，这是第二个原因。

我决心把她弄出黑屋来，她坚决不干。但我坚决要抬她出来，我说不出来我就没办法给她看病，最后她让步了。当时农村的劳力都住在农村，不像现在都外出打工去了，于是我就喊了四个大汉，要求把她平平稳稳地抬出来，并把外面的床铺好。我还要有所准备呀，我就捣些生姜汁水放在那里；我是一个空手医生，但是我有针灸针，我立即做了消毒准备。然后就开始抬人，一抬她就叫："哎呀！我的心脏要炸了。"一抬出房门她又喊："我要死啦！"就突然不吭声了，偃旗息鼓地突然不吭声了，她丈夫马上就说："她死了。"我一摸她四肢厥冷，我一看只见她脸色惨白，呼吸很弱了，真的象死了。我也紧张了，于是把手放在她鼻子那里，还是有呼吸，没死，我知道是昏厥，一抬出房门一见到光就昏厥。我们马上把她扶上床，给她扎合谷，灌生姜汁，病人大概一分钟就苏醒了。只见她脸色惨白无华，头上是一团糟，身上十分脏。我又开始看脉，弦而五至，按之还有力，是弦而略数。舌苔灰白，根部还有点点黄苔。病人有点干呕，但除了有点干呕的兼症外，其他什么都没有。我就在那思考，这是个什么病呢？大水撞心，她口中又不嗳气，又没有吐水，不像个阴证啊？怎么会大水撞心呢？她形体消瘦，又不咳，又不气喘，不是悬饮，怎么会大水撞心呢？我突然想到，她说撞心，她讲跟水枪打的一样，这不跟奔豚有点相近吗？我猛然想到奔豚。可是我们张仲景祖师爷讲的奔豚是"气上冲咽喉，发作欲死"，这是张仲景的描述，并且又接着讲"气上冲胸"，"气从少腹上至心"，那就说明这个奔豚主要还是气上冲胸，严重的才冲到咽喉。这个病人不是说冲心吗？哎呦，这个病跟奔豚是一样的，这可能是个奔豚。当然，我没有绝对把握。

马上我就想到张仲景治奔豚是三个方：第一个方是桂枝加桂汤，这是治阳虚寒气上逆；第二个方就是苓桂甘枣汤，是治疗"脐下悸，欲做奔豚"，这是治水饮上泛的；第三个方就是奔豚汤，张仲景讲的是治疗"气上冲胸，腹痛，往来寒热。"张仲景祖师爷讲话讲得很简单，所以我们读他的书要以方去测证，因为他并没有讲这是个什么证，而且他对症状写得很简单，就只有"气上冲胸，腹痛，往来寒热"。那我就要分析这三个方哪个方合适，桂枝加桂汤是治疗阳虚寒气上逆的，苓桂甘枣汤是治水饮上犯的，奔豚汤是治肝气上逆的，要比较一下这个病人属于哪一个？在房子里关了四年，弦脉。当然，弦脉不仅可能是肝气上逆，水饮也可以是弦脉，这是一个。她没有往来寒热，但有一个最突出的问题——眼睛胀，遇光则目胀欲裂，这是什么病呢？这是肝气上逆。就冲这个特点我马上确定，这是肝气上逆的奔豚。那个时候我年轻，思维很敏捷，现在回过头来想，这个病要是在现在我可能不会看，因为现在我的思维比过去慢了。我当时就定下来用奔豚汤。有没有饮呢？有饮，因为舌苔灰白，那就要加茯苓，就是奔豚汤加茯苓，于是处方开出来了。

所以我讲读中医经典要熟，如果不熟我不会想到奔豚，如果我对张仲景的方不熟，我也开不出奔豚汤——当归、白芍、川芎、法夏、葛根、黄芩、甘草、生姜，加一味茯苓；还有一味最重要的药——"李根白皮"，就是李子树根的白皮，在农村到处都是李子树，可以自己挖。我开了五付，并嘱咐家属吃完五付了告诉我一下，因为这个病特殊，而且我动了脑筋。

吃完五付药病家没告诉我，原来病家又取了第二个五付药。第二个五付药吃到第三付的时候奇迹出现了，病人自己从房子里面走出来了。

那个时候的药比现在的药好得多，这一点大家要清楚。那个时候的药铺，整个院子周围都有药香。现在的中药铺里闻到药香没有？没有闻到。这说明什么？这说明我们当年看病三付药可以相当于现在十付药，这个因素我们做医生的应该要清楚。八付药后这个人走出房门了，十付药吃完她也不吃药了，这个病人好了！

通过这个病例我得出一个重要启示，就是理论和临床实践是有距离的。病人的表述不是按照书上来的，病人没有读过《金匮要略》，她绝对不会讲自己是"气上冲胸，发作欲死"，她没有这个表述，她说自己是水撞心脏，心脏都快炸了。我们作为学医的来讲，应当明白这个道理，理论和实践是有距离的。同时我还得到了一个很重要的启示：中医经典的理论在临床上是靠得住的，看你怎么领会、怎么掌握、怎么运用。这是一个例子。

第二个例子是一位女病人，40岁，患月经前大便下血20年不愈，并且大便泄泻之后即下血，每于月经前一周即发作，月经一行，下血、泄泻均止。

问题就在于她是经前便血。张仲景祖师爷讲，便血有两种，一种远血，一种近血，先便后血者为远血，黄土汤主之；先血后便者为近血，赤小豆当归散主之。先便后血为什么称为远血，这个"远"字是指它的部位的距离而言，这是胃中来的血，不是肠中来的，因为大便在前，所以相对而言它出血的部位就远一点。如果用黄土汤，说明这是中焦虚寒不能收摄引起的；先血后便者为近血，这是肠中来的血。赤小豆当归散治什么？是治肠中湿热。张仲景讲的近血是肠中湿热，讲的远血是中焦的虚寒。这个病人是先便后血，应属于远血，经前泄泻是脾虚，现在又出现远血，不是中焦虚寒吗？我再把舌和脉一看，证实这个诊断。舌苔薄白脉细，正是一个标准的中焦虚寒，也就是脾虚夹寒。所以我就用一个标准的黄土汤。想这个方，推这个理，我根本没有花多少力。

我后来又马上想到一个很严重的问题，在长沙到哪去找灶心黄土。我立刻就起身，那病人也跟着我走。我进药房把柜长找来，我说："你们这儿有没有灶心黄土？"他说有。

　　我上门诊有一个特殊要求，就是对药品要求特别严，药铺的药如果不讲质量，我第一次会好好讲，第二次也会好好讲，第三次我就会翻脸骂人。中医看病看得再准，药不好也不行啊。好比我们打枪，瞄得准不准这是我们中医的本事，我瞄得再准，你的子弹是哑的，我怎么打？药就好比子弹啊！现在的药铺不注重药品质量的特别多，我当医生当得提心吊胆，因为药品在那里被搞了名堂我也不知道。药不好不仅治不好病，还有副作用，所以我最怕药铺的药品质量搞名堂，因此我上门诊特别要求药的质量。我经常提倡我们学医的一定要懂药，中医和中药是不分家的，李时珍是个药物学家，同时他也会看病；孙思邈是个医学家，他也炼丹、制药，从我们的古人可以看到这一点，医都是懂药的，所以药铺的药和门诊部的药是要把关的。还有一点，我开药绝不是每天只开一个处方几种药，因为我开药的原则是辨证选方、因方遣药，所以要求药店的药品种齐全。

　　正因为有要求在先，我一问柜长居然有灶心黄土。我问他在哪儿搞到的，他说是在平江县山区里搞到的。你看看，还真就拿出了灶心黄土来。这个病人在外面说："哎呀，我的运气真好呀！"不久这个病就这么治好了。

　　本来，对于经前便血，傅青主有专门的方叫"顺经两安汤"，是专门治经前便血的，方中主要是用一些补气、补血的药；张景岳有一个"约营煎"，在《景岳全书》里面，这个"约营煎"是清热凉血的。这两个都是直接针对经前便血而设的方，可是这个病人她恰恰是一个中焦虚寒引起的便血。所以在临床上是绝对要辨证的，我们用古人的方绝不能生搬硬套。这个病人就是通过经典的理论，通过经方来治好的，如果不读经典，这个病肯定治不好。

第三个病例是一个肿胀重症。这个病人是从湘雅医院抬到我门诊去的。抬去的时候，病人就摆在候诊厅里，病人不能起坐，躺在担架上，上面盖有一床被单，没有穿裤子，为什么？穿不上去，肚子胀，"腹胀如山"，我们中医学里有这么一句形容词。病人确实肿得很厉害，阴囊肿大如球，全身已经肿得快要"炸"了，我都担心他皮肤一裂会流水；同时还有呼吸急促，大便溏泄。

病人通身皆肿，而且肿势如此猖盛，医院已经发了病危通知。我问家属医院通知的是什么病，家属告诉我说叫克隆病，而且后面打了一个问号。这下我就蒙了，大家知道我是一个真中医，西医我只学了一点皮毛，虽然化验单我看得懂，但是讲到克隆病我就蒙了，因为我没听说过。

克隆病是什么病啊？我没搞明白，我可以先不管西医的病名。严重的水肿，胀满，这肯定是水；四肢厥冷，舌苔和脉象都是一派的寒象，舌苔薄白，脉沉细而迟，加上水肿、腹胀、气喘，这个水就非常严重，是典型的阳虚水饮泛滥。

我们中医治水有一个基本的原则，张景岳作过归纳，他说："水，其本在肾，其标在肺，其制在脾。"这个归纳是根据《内经》的理论来的，《内经》讲："饮入于胃，游溢精气，上输于脾，脾气散精，上归于肺，通调水道，下输膀胱。"《内经》又讲了："肾者水脏，主津液。"《内经》原文告诉我们，人体水气的输布，也就是津液的输布、排泄，是三个脏起作用，一个肾，一个脾，一个肺，所以张景岳归纳"本在肾，标在肺，制在脾"，也就是说我们治疗水肿病不外乎此三脏。

这个病人是典型的阳虚，他阳虚在哪？肯定一个是肾、一个是脾，究竟是以脾为主还是以肾为主呢？大便溏泄，肯定是脾；阴囊肿大如球，肯定是肾，所以这个病人是脾肾阳衰同时并重。选什么方呢？因为这样一个病理机制，就取用了张仲景的真武汤。真武汤中有白术、附子、茯苓、生姜、白芍，治水是不错，但是它没有治急、治标的这样一种作用，不能用于救急。我在治本（阳虚水泛）的同时，还必须用点急药。用什么急药？那十枣汤你敢用吗？不敢用啊，这个病人病危啊，不能用十枣汤。而且现在十枣汤药铺里没药，甘遂、大戟、芫花在城市里基本就不能用。我们现在当医生的还要稳重一点，要学会保护自己。我们既要治好病，还要学会稳重，所以我劝大家十枣汤不要随便乱用。虽然我在农村用过，但进了城以后很少用，只用过几次，那都是在八十年代，九十年代以后我基本不用。三物白散我也从来没用过，所以尽量要避免用毒药，这一点是非常重要的。

因为要急于逐水，要搞个救急的办法，于是我就用了朱丹溪的禹功散，有小茴、丑牛，我还嫌药力不够，再加两味药，从五皮饮里面调两味药出来，一味是茯苓皮，一味是大腹皮。所以这个处方看起来很杂，实际上还是有章法的。

我用真武汤合禹功散加茯苓皮、大腹皮，大概是半个月，病人基本消肿，一个月这个病人就完全康复了。当天我下了门诊回家，第一件事是翻书，翻什么书呢？翻《西医内科学》，对于克隆病我要搞清楚，所以我们讲活到老、学到老。我一查《西医内科学》才知道，克隆病就是搞不明白的肠胃病。我说原来西医比我们聪明呀！搞不明白就给它取个名字叫克隆病。

现场提问：

问：熊老师您好，我想问一下关于附子的用法，对于使用大剂量附子的看法。

熊老：关于附子的用法，我简单地谈一谈。关于《伤寒论》中用附子的方剂，有附子汤、真武汤、四逆汤、通脉四逆汤、桂枝加附子汤，这都是张仲景的用法，都是一个目的——温阳。温哪儿的阳？附子和干姜有一个区别：干姜是温中的，附子是温肾的，干姜和附子比较，干姜叫"守而不走"，附子称之为"走而不守"。什么意思呢？干姜是温中的，不是到达四肢的；当然，脾主四肢，也可以到达四肢，这只是和附子比较而言；附子是温肾的，主要是治肾阳虚衰的四肢厥冷，所以称之为"走而不守"。这是后世最简单、最简略的高度概括。同样是温阳的，干姜是"守而不走"，附子是"走而不守"，这是关于附子的认识。

我对你要讲的还不是这个，我们学中医不能产生偏差，我刚才为什么讲"温病学"应该上升为经典。我们即使不把它当经典，也要把它当成经典来学习，为什么？因为临床上的病人绝不全是寒证，而且现实证明，大量的病人是温热的，尤其在我们江南这个地区，长江以南是温热地带、湿热地带，往往温热病比寒湿证要多。就拿痹证来讲，据我的临床总结，痹证看了千千万，江南的痹证约百分之七十是湿热证，百分之三十才是风寒湿证。我们临床上所看的病人绝大部分是湿热性质的，寒湿的是少数，真正阳虚阴寒的是极少数，这是第一个方面——地域关系。第二个方面是气候关系，现在地球气候逐年地增热。我原来经常讲运气学，但现在运气学我不讲了，气候天天变热，运气学你怎么算啊？你算不了了，天天变热，逐年增温，这样看来，温热的病人能不多吗？所以我们学医的不能完全跟古人一样，古人有温热派、清凉派，绝不能机械地用某一个派的观点去指导现在的临床。

　　我开始学医的时候第一位老师是清朝的秀才，《伤寒论》他背得，这我是知道的。他为什么逼着我背《伤寒论》和《金匮要略》？因为那个时候老师他就背这个，他就逼着我背，我就背了。当时我还有怀疑，那时候我十三四岁，那时候真背得天昏地暗，《伤寒论》前面几十条，每条开头都是太阳病，让人背得头昏啊。我当时还有怀疑，不知道老师用心良苦，现在才知道这老师是真正的好老师。1958 年我去当医生时治不好病，我就问当地的一个老医生，我说："你怎么治得好病，我怎么治不好病？"他说："你读什么书？"我说："我读《伤寒论》《金匮要略》"，当然我还读了其他的一些书，但他回答居然说那些书没用。我说："我的老师是常德地区的名老中医呀，读的书怎么没用呢？"他说那些书都是讲理论的。后来我才明白，别的医生根本没读过什么《伤寒论》《金匮要略》，他看都没看过。我又问："你读什么书？"他说："就读《医宗金鉴》的《杂病心法要诀》就可以了。"他就读这个书。于是我把《医宗金鉴》的《杂病心法要诀》借来读了，原来绝大多数内容都来自《金匮要略》。

后来我又拜了第二位老师，他问我："你读了哪些书，你老师是谁？"我告诉之后，他说："原来你读的书与你老师有关系，你是走上正道了。"他说："你读过温病学没有？"我说不知道；《温病条辨》《温热论》和《湿热篇》读过没有？王孟英的《温热经纬》读过没有？"他又问我，我如实回答都

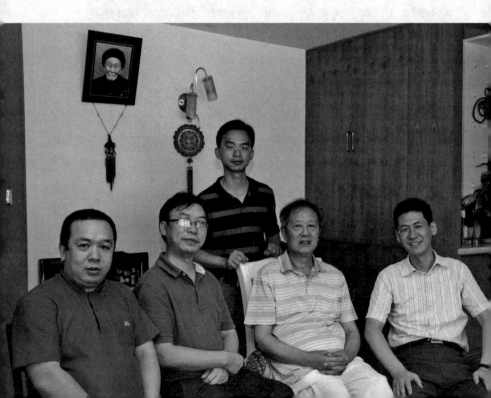

没有读过。他说：“你老师怎么没告诉你学温病呢？”我说我也不知道。他说：“你读过《内经》没有？”我说没有。后来他教我读《内经》的时候，我才发现其实我第一位老师《内经》是读得很好的，他为什么不教我呢？他觉得我太年轻。

我跟了第二位老师学了温病学以后，临床疗效高了很多，我才发现临床使用价值最高的就是温病学。以后我回过头来想才知道，我第一位老师就没有读过温病学，他是一个典型的温热派。

我们学医的绝不能只当温热派，或只当清凉派，必须既懂温热，也懂清凉。张仲景是不是标准的温热派？不是。白虎汤是干什么的？黄连阿胶汤是干什么的？白虎加人参汤是干什么的？黄芩汤是干什么的？三个承气汤是干什么的？这就不是标准的温热派吧。所以我们绝对不能有偏见。

我知道现在有人大力倡导附子功用。我认为第一这是一个读书不全面的人；第二可能也是地域关系，处于西北寒冷阴湿地带，可能阴寒病证较多；第三我可以斗胆地说这些人的临床功底远远不全面，至少不够全面，他不了解病人的实际情况，我们临床上看到的病人大多数应该是属于温热性质的病，很少有真正大寒凉性质的。而且附子大量地用往往会出差错，我怎么知道的呢？上次广州中医药大学请我会诊，一个白血球减少的病人，发紫癜，血小板减少，白血球下降，有人居然开附子30克。我问他为什么用这么大剂量的附子？他说是听别人讲的。结果这个病人病情严重了。

　　我当时就说，我们当医生、学中医不能产生偏颇，一定要全面。如果我到西北去当医生很可能与现在有一些区别，也就是那个地方寒凉多，寒冷的病证多些，那你在江南当医生恐怕就不行了。

　　这是我顺便多讲的，谢谢大家！

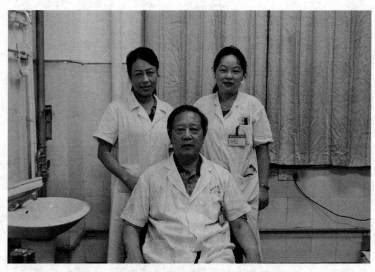

熊继柏教授与国家级学徒李典、姚欣艳